Hochdruck und Umwelt

Hochdruck und Umwelt

Herausgegeben von

F. W. Lohmann

Walter de Gruyter
Berlin · New York 1987

Prof. Dr. med. F. W. Lohmann
I. Innere Abteilung
des Krankenhauses Neukölln
Rudower Straße 48
1000 Berlin 47

Das Buch enthält 30 Abbildungen und 27 Tabellen.

CIP-Kurztitelaufnahme der Deutschen Bibliothek

Hochdruck und Umwelt / hrsg. von F. W. Lohmann. – Berlin ;
New York : de Gruyter, 1987. –
ISBN 3-11-011404-6
NE: Lohmann, Friedrich W. [Hrsg.]

Satz und Druck: Arthur Collignon GmbH, Berlin
Bindung: Lüderitz & Bauer GmbH, Berlin
Umschlagentwurf: Rudolf Hübler, Berlin

Vorwort und Einführung

Als die Disposition zu diesem Buch konzipiert wurde, war noch nicht abzusehen, welche Aktualität gerade ein umweltbezogenes Thema heute hat. Umweltschäden bzw. ökologische Probleme sind zur Zeit ein viel diskutiertes Thema auch in der Öffentlichkeit.

An der Spitze der Todesursachen stehen unverändert kardiovaskuläre Krankheiten, 1985 mit einer erneuten Zunahme. In diesem Zusammenhang spielen Kreislaufschäden durch Umweltfaktoren eine entscheidende Rolle; sie werden zum Teil von den Menschen bewußt verursacht, wie beispielsweise durch das Rauchen. Einen weiteren bedeutsamen Risikofaktor für unser Herz-Kreislauf-System stellt mit einer Häufigkeit von 15 bis 20% die arterielle Hypertonie dar. Dabei spielen für die Manifestation und die Ausprägung eines Bluthochdruckes wiederum Umweltfaktoren eine große Rolle. Die Bedeutung von Umweltfaktoren bei der arteriellen Hypertonie kommt im ersten Teil dieses Buches zur Darstellung.

Bei der Häufigkeit einer notwendigerweise medikamentösen Hochdrucktherapie und der vorübergehenden oder permanenten Multimorbidität insbesonders unserer älteren Bevölkerung sind Arzneimittelinteraktionen geradezu unvermeidbar, ihre Kenntnis daher aber auch von außerordentlicher Wichtigkeit. In gleichem Maße ist von Bedeutung, ob und in welcher Weise die Hochdruckbehandlung die Fahrtüchtigkeit beeinflussen kann. Diese Themen sowie weitere aktuelle Aspekte zur Behandlung der arteriellen Hypertonie (milde Hypertonie, Hochdruck und Schwangerschaft, zur Behandlung der Hypertonie beim alten Menschen, der hypertensive Notfall) sind Gegenstand eines weiteren Kapitels, zum Teil also ebenfalls durchaus umweltbezogen.

Ein großes Problem stellt nach wie vor die Umsetzung der gesicherten Erkenntnisse zur Bedeutung des Bluthochdrucks als Risikofaktor sowie die Realisierung der sich daraus ergebenden notwendigen therapeutischen Konsequenzen dar. Vor allem ist eine der wesentlichen Voraussetzungen für die Ausschaltung des Risikofaktors „hoher Blutdruck“ noch nicht erfüllt, nämlich die Hypertoniepatienten früh genug zu entdecken und danach zu einer optimalen Therapietreue (Compliance) zu motivieren bzw. zu aktivieren. Dieser wichtigen, aber auch schwierigen Aufgabe widmet sich das „Nationale Blutdruckprogramm“ unter der Federführung des Deutschen Instituts zur Bekämpfung des hohen Blutdrucks im dritten Kapitels dieses Buches.

Es ist zu wünschen, daß gerade diese Beiträge für das Nationale Blutdruckprogramm eine Unterstützung bewirken und dadurch gleichermaßen den Zielen der „Deutschen Liga zur Bekämpfung des hohen Blutdruckes“ dienen. Die gemeinsame Zielsetzung der Deutschen Liga und des Deutschen Instituts zur Bekämpfung des hohen Blutdruckes ist die Ausschaltung bzw. Bewältigung des Risikofaktors „hoher Blutdruck" in unserer Bevölkerung, durch zwar unterschiedliche, aber gleichgerichtete Anstrengungen. Auch dieser Teil des Buches hat also einen großen Gesellschafts- und Umweltbezug.

Ziel des Buches ist es, einen Beitrag zur Realisierung der zuvor dargestellten Zielsetzungen zu leisten und damit dem Wohl unserer Patienten zu dienen. Allen, die an der Entstehung und Erstellung dieses Buches mitgewirkt haben, sei an dieser Stelle dafür herzlichst gedankt.

Berlin, im März 1987 F. W. Lohmann

Inhalt

I Die Bedeutung von Umweltfaktoren bei der arteriellen Hypertonie

II Aktuelle Aspekte zur Behandlung der arteriellen Hypertonie

III Das Nationale Blutdruck-Programm

Autorenverzeichnis

Privat-Dozent
Dr. med. R. Düsing
Medizinische Universitäts-Poliklinik
Wilhelmstraße 31 – 35
5300 Bonn

A. Füller
Deutsches Institut
zur Bekämpfung des hohen Blutdrucks
Heidelberg
Stiftung Rehabilitation
Bonhoefferstraße 1
6900 Heidelberg 1

Prof. Dr. med. D. Ganten
Deutsches Institut
zur Bekämpfung des hohen Blutdrucks
Heidelberg
Postfach 10 20 40
6900 Heidelberg 1

Prof. Dr. med. J. Girndt
Nephrologische Abteilung
St. Vincenz-Krankenhaus
Auf dem Schafsberg
6250 Limburg 1

Prof. Dr. med. R. Gotzen
Medizinische Klinik und Poliklinik
der Freien Universität Berlin
im Klinikum Steglitz
Hindenburgdamm 30
1000 Berlin 45

Dr. med. Ursula Härtel
Med. Institut der GSF
Abt. Epidemiologie
Ingolstädter Landstraße 1
8042 Neuherberg

Oberstarzt, Dr. med. D. Harms
Dornenweg 9
5206 Neunkirchen 1

Prof. Dr. med. K. Hayduk
Innere Abteilung
Marien-Hospital
Rochusstraße 2
4000 Düsseldorf 30

Dr. med. H. W. Hense
MEDIS-Institut der GSF
Abt. Epidemiologie
Ingolstädter Landstraße 1
8042 Neuherberg

Prof. Dr. rer. nat. H. Hoffmeister
Institut für Sozialmedizin
und Epidemiologie des
Bundesgesundheitsamtes
Thielallee 88 – 92
1000 Berlin 33

Prof. Dr. med. F. W. Lohmann
I. Innere Abteilung
des Krankenhauses Neukölln
Rudower Straße 48
1000 Berlin 47

Dr. med. Horst Mangold
Bahnhofstraße 17
8230 Bad Reichenhall

Prof. Dr. med. Th. Philipp
Medizinische
Klinik und Poliklinik
der Freien Universität Berlin
im Klinikum Steglitz
Hindenburgdamm 30
1000 Berlin 45

Prof. Dr. med. K. H. Rahn
Universität Limburg
NL-6201 BX Maastricht
Postbus 1918

Prof. Dr. med. E. Ritz
Klinikum der Universität
Heidelberg
Sektion Nephrologie
Bergheimer Straße 65 a
6900 Heidelberg 1

Prof. Dr. med. H. Schulte
Medizinische Universitätsklinik
Sigmund-Freud-Straße 25
5300 Bonn 1

I Die Bedeutung von Umweltfaktoren bei der arteriellen Hypertonie

Die Bedeutung von Blei bei der arteriellen Hypertonie

E. Ritz, J. F. E. Mann, R. Nowak

Zu den Umweltfaktoren, die eine mögliche Rolle in der Pathogenese der Hypertonie spielen, ist u. a. auch Blei zu zählen. In den letzten Jahren mehrte sich die Besorgnis, daß die steigende Umwelt-Bleibelastung einen Beitrag zur Genese der Hypertonie in der Allgemeinbevölkerung liefere. Im folgenden sollen die hierfür maßgeblichen Befunde kurz diskutiert werden.

1 Hochdruck bei Blei-belasteten Arbeitern

Um einen möglichen Einfluß von Blei auf den Blutdruck zu überprüfen, bietet sich zunächst an, die Blutdruckverhältnisse bei Blei-belasteten Arbeitern zu untersuchen. Frühere Studien hatten keine erhöhte Prävalenz der Hypertonie bei Blei-belasteten Arbeitern ergeben. So fand Belknap [1] in einer 1936 publizierten Studie bei akut intensiv Blei-belasteten Arbeitern keine erhöhte Prävalenz des Hochdrucks. Allerdings wissen wir aus Nachuntersuchungen von Probanden, die in der Kindheit eine Blei-Intoxikation erlitten hatten, daß sich Hochdruck und Niereninsuffizienz erst nach Dekaden einstellen können [2]. In einer frühen Langzeituntersuchung fanden schwedische Autoren darüber hinaus keine vermehrte Hypertonie bei Akkumulatorenarbeitern, die allerdings unter idealen hygienischen Voraussetzungen nur eine vermutlich geringe Bleibelastung aufwiesen [3]. Eine neuere skandinavische Untersuchung [4] belegt nun eindeutig, daß bei dänischen Batterie-Arbeitern mit nachgewiesener Erhöhung der Blut-Bleispiegel eine signifikante, wenngleich quantitativ geringe, Erhöhung des diastolischen Blutdrucks um etwa 4 mmHg im Vergleich zu Kontrollarbeitern gefunden wurde. In Übereinstimmung hiermit fanden neuere große arbeitsmedizinische Studien an mehreren Tausend Blei-belasteten Arbeitern eine erhöhte Gesamt-Mortalität, sowie Mortalität infolge renaler Hypertonie und chronischer Nephropathie [5, 6]. Ferner konnte in einer prospektiven Untersuchung an 89 Polizisten gezeigt werden, daß ein hoher Blut-Bleispiegel bei Studienbeginn einen signifikanten Prädikator eines Anstiegs des systolischen Blutdrucks im Beobachtungszeitraum darstellt [7].

2 Blei und Hochdruck in der Allgemeinbevölkerung

Es ist einleitend wichtig festzuhalten, daß in Europa im allgemeinen [8] und in der Bundesrepublik im speziellen [9, 10], die Blutbleispiegel weit unterhalb jener Schwelle liegen, jenseits derer Zeichen der Blei-Intoxikation wie Anämie, Neuropathie, Gastrointestinalbeschwerden usw. auftreten. Wir fanden in Heidelberg in der Kontrollbevölkerung mediane Blut-Bleispiegel von 72 ng/ml [9]. Dies schließt nun allerdings nicht aus, daß die zunehmende Umwelt-Bleibelastung (s. unten) unter anderem durch die Erhöhung des Blutdrucks auch in einem Belastungsbereich gesundheitliche Schäden setzt, der nicht zu manifesten Intoxikationen führt. Befürchtungen, daß im wachsenden menschlichen Organismus die zentralnervöse Entwicklung durch unterschwellige Bleibelastung gestört wird, seien hier nicht diskutiert.

Erste klinische Hinweise für eine Beziehung zwischen Bleibelastung und Blutdruckverhalten in der Allgemeinbevölkerung erarbeitete Beatty [11], die in Glasgow gering höhere Blutdruckwerte in einer Weichwassergegend mit Bleirohren für die Trinkwasserversorgung bei den Einwohnern fanden, bei denen die Blut-Bleispiegel auf etwa 300 ng/ml erhöht waren. Mit einem etwas verbesserten biostatistischen Ansatz verglich Beevers [12] 135 Hypertoniker und 135 Normotoniker in einer Vorstadt von Glasgow und zeigten bei Hypertonikern im Mittel höhere Blutbleispiegel. Schließlich fand Batuman [13], daß Patienten mit schwerer essentieller Hypertonie, bei denen als Index des Schweregrads der Hypertonie eine gering eingeschränkte Nierenfunktion vorlag, durch den Chelatbildner Na_2, Ca-EDTA mehr Blei aus dem Knochen mobilisiert wurde als bei essentiellen Hypertonikern mit normaler Nierenfunktion [13].

Wenngleich ein Untersucher [14] eine nur geringfügige Beziehung zwischen Blut-Bleispiegel und Hypertonus fand, führten die Ergebnisse des National Health and Nutrition Examination Survey (NHANES) zur Beziehung zwischen Blei und Hypertonie in den USA zu intensiven Diskussionen [15, 16] und zur Forderung nach gesetzgeberischen Maßnahmen [17]. Harlan et al. [15] untersuchten 20000 US-Bürger und fanden eine signifikante Beziehung zwischen Blut-Bleispiegeln und diastolischem Blutdruck, selbst wenn Störvariable, die den Blutdruck beeinflussen, wie Rasse, Körpermasse, Ernährungsgewohnheiten etc. durch Multivarianz-Analyse mitberücksichtigt wurden [16]. Eine signifikante Beziehung zwischen Blutdruck und Blutbleispiegel wurde auch von anderen Autoren bestätigt [18, 19]. Es ist jedoch kritisch einzuwenden, daß Blei an Erythrozyten gebunden ist und Hypertoniker einen geringfügig höheren Hämatokrit aufweisen. Ein Hämokonzentrationsartefakt ist in den genannten Studien nicht mit letzter Sicherheit auszuschließen [20], so daß unklar bleibt, ob erhöhte Blutbleispiegel Ursache oder Folge des Hochdrucks darstellen.

3 Quellen der Bleibelastung

Es ist bemerkenswert, daß im Gegensatz zur Arbeitswelt, in der durch geeignete gesetzgeberische Maßnahmen die Bleibelastung stark rückläufig ist [20], die Bleibelastung in der Umwelt in den letzten Dezennien progredient anstieg. Diese Feststellung stützt sich auf mehrere Untersuchungsansätze, die zu überraschend gleichsinnigen Ergebnissen gelangen. Mehrere Untersucher verglichen den Skelett-Bleigehalt in prähistorischen und zeitgenössischen Skeletten und fanden übereinstimmend einen etwa 20-fachen Anstieg der Skelett-Bleilast. Zum Beispiel untersuchte Drasch [21] den Skelett-Bleigehalt präkolumbianischer Skelette aus Peru und fand Werte von 0,3 ppm. Da in dieser Kultur die Verwendung von Blei unbekannt war und die Mumien ohne akzidentelle Bleikontamination im ariden Klima der Küstenwüste konserviert waren, kann dies sozusagen als biologischer Null-Wert betrachtet werden. Bereits in der Bronze-Zeit, Römerzeit und im Mittelalter war demgegenüber der Skelettbleigehalt erhöht. Heute beträgt der Skelett-Bleigehalt in München in Abhängigkeit vom Lebensalter bei Erwachsenen 8–11 ppm.

Bezüglich der Quellen vermehrter Bleibelastung ist der Befund von Bedeutung, daß im arktischen Eisschelf Nordgrönlands im Vergleich zur prähistorischen Zeit 800 v. Chr. der Bleigehalt seit der industriellen Revolution in der Mitte des 18. Jahrhunderts zunehmend anstieg und sich seit 1940 – also nach Einführung von Bleibenzin – nochmals dramatisch erhöhte [22]. Ein vergleichbarer Anstieg des Bleigehalts wurde im antarktischen Eis des Südpols nicht gefunden, vermutlich weil eine Vermischung der Troposphäre zwischen Nord- und Südhalbkugel durch äquatoriale Luftzellen verhindert wird. Dies ist ein guter Hinweis, daß die Umwelt-Bleikontamination tatsächlich durch Aerosole bedingt ist.

Für den gewichtigen Anteil von Blei-Benzin an der Gesamtlast spricht die Auflistung in Tabelle 1. Die industrielle Blei-Produktion stieg zwischen 1753 und 1966 von 0,1 auf 3 Mio. Tonnen pro Jahr. Dennoch gelang es, durch

Tabelle 1 Blei-Aerosol-Ausstoß in nördlicher Hemisphäre und Blei-Konzentration in Polareis NW Grönlands

	Blei-produktion (10^7 t/Jahr)	Pb Aerosol durch Bleiverhüttung (10^3 t/Jahr)	Pb Aerosol durch Bleibenzin (10^3 t/Jahr)	Total	ng Pb pro kg Schnee
1753	0,1	2	–	2	10
1815	0,2	4	–	4	30
1933	1,6	8	4	12	70
1966	3,1	2	100	102	200

Morozumi et al.: Geochim. Cosmochim. Acta **33** (1969) 1247.

Emissionsschutzmaßnahmen den geschätzten Eintrag von Blei-Aerosol heute auf den Wert von 1753 zu halten. Der gesamte Eintrag von Blei-Aerosol ist dennoch heute 50-fach höher, was voll zu Lasten von Blei-Benzin geht.

Wie allgemein bekannt, wird in hochverdichteten Otto-Motoren zur Erhöhung der Klopffestigkeit, d. h. der Oktanzahl, dem Benzin Blei-Tetramethyl oder Blei-Tetraäthyl beigefügt. Um die Bildung des den Zylinder korrodierenden Blei-Oxyds zu verhindern, wird als Bleifänger („scavenger") Äthylendichlorid oder Äthylendibromid zugefügt. Mit den Abgasen verläßt deshalb aerolisiertes Blei-Chlorid oder Blei-Bromid das Kraftfahrzeug.

Daß Bleihalogen-haltige Abgase tatsächlich einen wesentlichen Beitrag zur Höhe der Blutbleispiegel leisten, zeigt z. B. das Experiment des Rats der Europäischen Gemeinschaft in Piemont [23]. Dort wurde in einer umgrenzten Region Benzin mit Blei aus Australien (Broken Hill) versetzt, in welchem das Verhältnis der Blei-Isotopen 206/207 niedriger lag als in dem üblichen Blei-Benzin. Aus der Änderung des Pb-Isotopen-Verhältnisses Pb 206/Pb 207 im Blut Erwachsener ließ sich errechnen, daß etwa 25% des Blut-Bleis auf aktuelle Exposition gegenüber Bleihalogen-haltigen Abgasen zurückzuführen ist.

Lediglich punktuelle Bedeutung haben andere Blei-Quellen wie Blei-haltige Wasserrohre in Altbauten oder industrielle Emittenten sowie Abraum früherer Bergwerke. Interessant ist auch die Erhöhung des Blutbleispiegels bei Alkoholikern. Dally [24] fand bei Alkoholikern mehr als doppelt so hohe Blutbleispiegel als in der Normalbevölkerung, wobei eine signifikante Beziehung zwischen Blut-Blei und Blutdruck bestand; diese Beziehung ist nicht notwendigerweise kausaler Natur.

Eine klinisch wichtige Quelle der Blei-Zusatzbelastung kann berufliche Exposition bei Malern oder Klempnern darstellen [9], die heute allerdings durch arbeitshygienische Maßnahmen weitgehend eliminiert ist, bei Arbeiten in Altbauten jedoch nach wie vor noch belangreich sein kann.

4 Mögliche Pathomechanismen der Blutdruckerhöhung durch Blei

Angesichts der Unsicherheit der epidemiologischen Daten scheint es bedeutsam, daß eine mögliche Blutdruck-steigernde Wirkung von Blei auch aufgrund bekannter pathophysiologischer Mechanismen plausibel erscheint, welche in experimentellen Studien erarbeitet wurden. In der akuten Blei-Krise wird eine Retention von Natrium-Chlorid beobachtet [25]. Blei könnte ferner durch Nierenschädigung mit Störung der renalen Ausscheidungsfunktion Blutdruck-steigernd wirken [5, 6, 20].

Bertel et al. [26] fanden bei einem Patienten mit akuter Blei-Intoxikation verminderte beta-adrenerge Ansprechbarkeit und postulierten, die nicht-antagonisierte alpha-adrenerge Aktivität könne bei verminderter beta-adrenerger Ansprechbarkeit einen Blutdruckanstieg begünstigen. Diese Hypothese wird gestützt durch Befunde von Webb [27], wonach Ratten mit geringgradiger Blei-Intoxikation auch eine gesteigerte alpha-adrenerge Reagibilität aufwiesen. Bei experimenteller Bleibelastung ist ferner die zentral-nervöse Sympathikusaktivität erhöht, ebenso wie die zirkulierenden Plasma-Katecholamine [28]. Schließlich hemmt Blei die Natrium-Kalium-ATP'ase [29], ein Effekt, der ebenfalls Blutdruck-steigernd wirken könnte. Eigene experimentelle Untersuchungen [30] zeigten überraschenderweise jedoch, daß bei akuter Bleibelastung dosisabhängig Blutdruck und pressorische Ansprechbarkeit vermindert sind; der Effekt scheint allerdings altersabhängig zu sein; ferner ist bemerkenswert, daß unter Bleibelastung gehäuft cerebrale Massenblutungen bei SH-Ratten (stroke prone strain) beobachtet wurden. Insgesamt unterstreichen diese paradoxen Ergebnisse die Komplexität der Beziehung zwischen Blei und Blutdruck.

5 Schlußfolgerungen

Angesichts der sich mehrenden Indizien, daß die nachweisbare zunehmende Bleibelastung gesundheitlich abträgliche Folgen aufweist und speziell kardiovaskuläre Langzeiteffekte setzt, erscheint es angezeigt, daß ärztlicherseits mit Nachdruck die Forderung erhoben wird, die zunehmende Bleibelastung der Umwelt durch gesetzgeberische Maßnahmen einzuschränken.

Literatur

[1] Belknap, E. L.: Clinical studies on lead absorption in the human. III. Blood pressure observations. J. Ind. Hyg. Toxicol. **18** (1936) 380–390.

[2] Craswell, P. W., Price, J., Boyle, P. D. et al.: Chronic renal failure with gout; a marker of chronic lead poisoning. Kidney Int. **26** (1984) 319–323.

[3] Cramer, K., Dahlberg, L.: Incidence of hypertension among lead workers. A follow-up based on regular control over 20 years. Brit. J. Industr. Med. **23** (1966) 101.

[4] Kirkby, H., Gyntelberg, F.: Blood pressure and cardiovascular risk factors of longterm exposure to lead. Scand. J. Work Environ. Health **11** (1985) 15.

[5] Cooper, W. C., Wong, O., Kheifets, L.: Mortality among employees of lead battery plants and lead-producing plants, 1947–1980. Scand. J. Work Environ. Health **11** (1985) 331–345.

[6] Selevan, S. G., Landrigan, P. J., Stern, F. B. et al.: Mortality of lead smelter workers. Am. J. Epidemiol. **122** (1985) 673.

[7] Weiss, S. T., Munoz, A., Stein, A. et al.: The relationship of blood lead to blood pressure in a longitudinal study of working men. Am. J. Epidemiol. **123** (1986) 800.

[8] Berlin, A., van der Venne, M.: Regulation at European Community level to eliminate or reduce the health hazard due to lead. V. Symposium Spurenelemente, Münster, April 1986.
[9] Behringer, D., Craswell, P., Mohl, C. et al.: Urinary lead excretion in uremic patients. Nephron **42** (1986) 323.
[10] Brockhaus, A., Freier, I., Ewers, U. et al.: Epidemiologische Untersuchungen zur ökologischen Bleibelastung von männlichen Großstadtbewohnern in Nordwestdeutschland. Int. Arch. Occup. Environm. Health **46** (1980) 59–70.
[11] Beatty, A. D., Moore, M. R., Devenay, W. T. et al.: Environmental lead pollution in an urban soft-water area. Brit. Med. J. **2** (1972) 491.
[12] Beevers, D. G., Erskine, E., Robertson, M. et al.: Blood lead and hypertension. Lancet **2** (1976) 1.
[13] Batuman, V., Landy, E., Maeseka, J. K. et al.: Contribution of lead to hypertension with renal impairment. N. Engl. J. Med. **309** (1983) 17.
[14] Pocock, S. J., Shaper, A. G., Ashby, D. et al.: Blood lead and blood pressure in middle aged man. Int. Conf. Heavy Metals in the Environment. Athens **1** (1985) 303.
[15] Harlan, W. R., Landis, J. R., Schmouder, R. L.: Relationship of blood lead and blood pressure in the adolescent and adult US population. JAMA **253** (1985) 530.
[16] Pirkle, J. L., Schwartz, J., Landis, J. R. et al.: The relationship between blood lead levels and blood pressure and its cardiovascular risk implications. Am. J. Epidemiol. **121** (1985) 246.
[17] EPA accelerates ban on leaded gas. Science **227** (1985) 1447.
[18] Orssaud, G. G., Claude, J. R., Moreau, T. et al.: Blood lead concentration and blood pressure. Brit. Med. J. **290** (1985) 244.
[19] Kromhout, D., Wibowo, A. A. E., Herber, R. F. M. et al.: Trace metals and coronary heart disease risk indicators in 152 elderly men (the Zutphen Study). Am. J. Epidemiol. **122** (1985) 378.
[20] Ritz, E., Wiecek, A., Mann, J.: Nierenfunktion bei Bleibelastung. Klin. Wschr. **64** (1986) 871.
[21] Drasch, G. A.: Lead burden in prehistorical, historical and modern human bones. Sci. Total Environ. **24** (1982) 199.
[22] Murozumi, M., Chow, T. J., Patterson, C.: Chemical concentrations of pollutant lead aerosols, terrestrial dusts and sea salts in Greenland and Antarctic snow strata. Geochimica Cosmochimica Acta **38** (1969) 1247.
[23] Isotopic lead experiment – Status report 1982 EUR 8352 – EN – CEC Joint Research Centre ISPRA.
[24] Dally, S., Danan, M., Buisine, A. et al.: Elevation de la plombemie au cours de l'alcoholisme – relation avec la pression arterielle. Press. Med.
[25] Ambard, L., Beaujard, E.: Causes de l'hypertension arterielle. Arch. Gén. Méd. N-S **1** (1904) 520.
[26] Bertel, O., Bühler, F. R., Ott, J.: Lead-induced hypertension: blunted beta-adrenoreceptor mediated functions. Brit. Med. J. **1** (1978) 551.
[27] Webb, K. C., Winquist, R., Victery, W. et al.: In vivo and in vitro effects of lead on vascular reactivity in rats. Am. J. Physiol. **241** (1981) H211.
[28] Silbergeld, E. K., Goldberg, A. M.: Pharmacological and neurochemical investigations of lead-induced hyperactivity. Neuropharmacology **14** (1975) 431.
[29] Meyer-Lehnert, H., Kramer, H. J., Gonick, H. C. et al.: Hemmung der Na-K-ATP'ase durch Spurenelemente als mögliche Ursache von Bluthochdruck und Nierenkrankheiten. Verh. Dtsch. Ges. **90** (1984) 1721.
[30] Ritz, E., Wiecek, A., Stoeppler, M. et al.: Role of lead in hypertension and renal failure. Trace Elements in Medicine **3** (1986) 38.

Die Bedeutung von Natrium und Übergewicht bei Entwicklung und Behandlung der essentiellen Hypertonie

Th. Philipp

Zu den wichtigsten Allgemeinmaßnahmen bei der Behandlung der essentiellen Hypertonie zählen salzarme Ernährung und Reduktion eines möglichen Übergewichtes. Während dem Natriumsalz eine primäre pathogenetische Bedeutung bei der Entstehung der Hypertonie zugemessen wird [1, 2], gilt Übergewicht allenfalls als akzelerierender Faktor bei Prädisposition zur arteriellen Hypertonie. Nachfolgend wird die Bedeutung beider „endogener Umweltfaktoren" des Natriums für die Pathogenese und die Therapie, des Übergewichts für die Akzeleranz und die Therapie der arteriellen Hypertonie dargestellt.

1 Natrium als pathogenetischer Faktor der essentiellen Hypertonie

Für die Bedeutung des Natriumsalzes in der Pathogenese der essentiellen Hypertonie wurden gleichermaßen epidemiologische wie auch pathophysiologische Befunde angeführt.

Bei der Betrachtung des Zusammenhangs zwischen Salzkonsum und Häufigkeit der arteriellen Hypertonie wird regelmäßig eine eindrucksvolle Zusammenstellung von Dahl et al. [1] zitiert, in der eine exzellente Korrelation zwischen durchschnittlichem Salzkonsum und Hypertoniehäufigkeit in 7 verschiedenen Populationen aufgezeigt wurde. Eine kritische Überprüfung dieser Daten, wie sie durch McCarron et al. [3] durchgeführt wurde, konnte diese enge Beziehung nicht bestätigen. McCarron et al. [3] untersuchten die Daten von weiteren 23 Bevölkerungsstudien und konnten nur noch eine schwache Beziehung zwischen der Höhe des mittleren arteriellen Blutdruckes einer Bevölkerungsgruppe und ihrem täglichen Salzkonsum nachweisen. Wurden sogar nur die Studien akzeptiert, in denen mindestens bei 20% der untersuchten Personen die Natriumurinausscheidung zur Beurteilung des Natriumkonsums zugrundegelegt wurde (8 Studien), so konnte keine statistisch signifikante Beziehung mehr zwischen Höhe des Blutdruckes und täglicher Salzaufnahme nachgewiesen werden. Deshalb scheint es nach wie vor offen, ob überhaupt der individuelle Natriumkonsum die Häufigkeit der Hypertonie in einer Bevölkerungsgruppe determiniert oder ob nicht andere genetische Faktoren für das unterschiedliche Vorkommen der arteriellen Hypertonie in verschiedenen Bevölkerungsgruppen verantwortlich ist.

Kontrovers wird auch die Frage beantwortet, ob der Natriumstoffwechsel bei arterieller Hypertonie gestört sei. 1960 wurde erstmals von Losse et al. [2] nachgewiesen, daß der Erythrozytennatriumgehalt bei Patienten mit essentieller Hypertonie gegenüber normotensiven Vergleichspersonen erhöht sei. Dieser Befund ist nachfolgend wiederholt und bestätigt [4, 5], jedoch von ebenso vielen Autoren auch in Frage gestellt worden [6–8]. Gerade die jüngeren Arbeiten scheinen die früheren Befunde nicht mehr bestätigen zu können und mit zunehmender Verfeinerung der Methoden gelang es immer weniger, überzeugende Unterschiede zwischen Hypertonikern und Normotonikern nachzuweisen [9].

Andere Arbeitsgruppen haben sich der Frage zugewandt, ob zumindest das gesamte austauschbare Körpernatrium bei Patienten mit essentieller Hypertonie erhöht sei. In einzelnen Untersuchungen [10, 11] konnte in der Tat eine positive Beziehung zwischen Höhe des arteriellen Blutdruckes bei Patienten mit essentieller Hypertonie und Gesamtmengen an austauschbarem Natrium nachgewiesen werden. Das mittlere austauschbare Körpernatrium einer Patientengruppe mit essentieller Hypertonie unterschied sich jedoch nicht von dem Mittelwert normotensiver Vergleichspersonen, wie in verschiedenen Untersuchungen bewiesen werden konnte [12–14]. Auf die verschiedenen positiven und negativen Befunde, die Unterschiede bzw. keine Unterschiede bei dem aktiven und passiven Natriumtransport, gemessen an verschiedenartigen Blutzellen, vorgelegt wurden, soll an dieser Stelle nicht mehr eingegangen werden [zur Übersicht s. 6–8, 15].

Nach den theoretischen Überlegungen von Blaustein [16] ist es auch bei der Annahme einer primären Natriumstoffwechselstörung mit Natriumkonzentrationsunterschieden zwischen hypertonen Patienten und normotensiven Vergleichspersonen kaum möglich, einen Unterschied nachzuweisen, da eine Erhöhung des intrazellulären Natriums durch einen konsekutiven Natrium-Calcium-Austausch umgehend ausgeglichen wird. Folglich sollten nach Blausteins Überlegungen Anstiege des intrazellulären Natriums nur durch indirekte Erhöhung des intrazellulären Calciums erkennbar werden. Tatsächlich konnten einige Autoren [17–19] eine Erhöhung des intrazellulären freien Calciums in Thrombozyten nachweisen, wobei die ursprünglich von Erne et al. [17] überzeugend nachgewiesene Beziehung zwischen mittlerem arteriellem Druck und Höhe des intrazellulären freien Calciums von unserer Arbeitsgruppe [18] nicht bestätigt werden konnten.

2 Natriumrestriktion in der Behandlung der arteriellen Hypertonie

Es ist unbestritten, daß eine streng salzarme Diät (weniger als 1 g Salz täglich) zu einer eindrucksvollen Blutdrucksenkung führt [20–22]. Die Frage, ob jedoch allein durch eine milde Natriumrestriktion der Blutdruck bei Patienten mit essentieller Hypertonie günstig zu beeinflussen ist, kann nach wie vor nicht mit ausreichender Sicherheit beantwortet werden. In diesem Zusammenhang wurden in den letzten Jahren 4 vergleichbare kontrollierte prospektive Studien [23–26] durchgeführt (Tab. 1).

Tabelle 1 Kontrollierte Studien [23–26] mit dem Ziel, den antihypertensiven Effekt einer milden Natriumrestriktion zu überprüfen. Die Natriumausscheidung (Urin-Na) wurde vor und am Ende der Intervention gemessen. Veränderungen des Blutdruckes (MAD = mittlerer art. Druck), Anzahl der untersuchten Hypertoniker und Interventionsdauer.

Milde Natriumrestriktion bei Hochdruck

Autoren	Urin-Na (mval/die) vor/nach	Blutdruck (mm Hg)	Anzahl	Monate
Parijs (1977)	191/93	−9/−6	22	1
Morgan (1978)	190/157	−6/−7	31	24
Longworth (1980)	197/70	−2 (MAD)	82	0,5
McGregor (1982)	167/86	−7/−5	19	1

Der antihypertensive Effekt der milden Natriumrestriktion war in allen Studien nur gering und betrug maximal 9/7 mmHg. Ein wesentlicher Nachteil der Untersuchungen von Parijs et al. [23] , Longworth et al. [25] und McGregor et al. [26] liegt darin, daß die Intervention jeweils nur 2–4 Wochen betrug. Nur die Ergebnisse der Studie von Morgan et al. [24] basieren auf Befunden, die während einer zweijährigen Intervention gewonnen wurden. Diese Studie zeichnet sich dadurch aus, daß die erreichte Salzrestriktion am geringsten ausgeprägt war; obwohl das Ziel angestrebt wurde, die Natriumaufnahme unter 80 mVal/die zu senken, betrug die mittlere Natriumausscheidung am Ende der Intervention noch 157 mVal/die. Dennoch war hier eine Blutdrucksenkung von 7 mmHg diastolisch statistisch zu sichern. Im Gegensatz hierzu konnte in der Studie von Parijs et al. [23] die Blutdrucksenkung nur dadurch statistisch abgesichert werden, daß die durch die Patienten selber zu Hause gemessenen Blutdruckwerte zugrundegelegt wurden.

Auch wenn sich durch weitere Interventionsstudien beweisen ließe, daß eine milde Natriumrestriktion zu einer sicheren, wenn auch begrenzten Blutdrucksenkung führt, so ist völlig offen, ob es überhaupt möglich ist, eine größere Gruppe Patienten mit arterieller Hypertonie über einen längeren Interventionszeitraum zur Natriumrestriktion zu motivieren.

Insgesamt scheint es nach neueren Untersuchungen wahrscheinlich zu sein, daß nur ein Teil der Patienten mit essentieller Hypertonie (ca. 20 bis 35%) auf eine Salzrestriktion mit einer deutlichen Blutdrucksenkung reagiert. Diese Patientengruppe, die als salzsensibel zu betrachten ist, unterscheidet sich möglicherweise pathogenetisch von der verbleibenden Gruppe der nicht salzsensitiven Patienten [27–29]. Da aber bis zum heutigen Zeitpunkt noch keine einfachen Testverfahren zur Verfügung stehen, die Salzsensibilität bei Patienten mit essentieller Hypertonie nachzuweisen, wird sich an der Empfehlung der Einhaltung einer salzarmen Ernährung auch in Zukunft keine Änderung oder Individualisierung ergeben. Die allgemeine Empfehlung lautet, den Salzkonsum so einzuschränken, daß bei der täglichen Ernährung in der Küche und am Tisch kein Zusatzsalz verwendet wird und daß besonders stark gesalzene Nahrungsbestandteile vermieden werden. Als Richtlinie kann gelten, daß der Salzkonsum zwischen 5 und 8 g/die liegen sollte. Er läßt sich einfach durch die Kontrolle der 24-Stunden-Urinnatriumauscheidung überprüfen.

3 Übergewicht und Hypertonie

Aus epidemiologischen Untersuchungen ist seit langem bekannt, daß übergewichtige Personen mit einer größeren Wahrscheinlichkeit hyperton werden [30, 31]. Auch besteht zwischen dem Ausmaß des individuellen Übergewichtes und der Häufigkeit des Blutdruckes eine positive Beziehung [31–34]. Die Beziehung scheint bei Negern [35] und bei Südeuropäern [36] nicht vorzuliegen.

Unter Kalorienreduktion sinkt der Blutdruck ab, wie Untersuchungen von Benedict und Roth [37] bereits 1918 belegten. Der mittlere Blutdruckanstieg bei Gewichtszunahme wie auch der mittlere Blutdruckabfall bei Gewichtsreduktion sind nach Gordon und Kannel [38] bei Frauen stärker voneinander abhängig als bei Männern. Aus den Daten dieser Autoren kann abgeleitet werden, daß eine Veränderung des relativen Gewichtes bei Frauen um 10% eine gleichgerichtete Änderung des systolischen Blutdruckes von 25% nach sich zieht, während bei Männern eine Veränderung von 10% nur eine Veränderung des systolischen Blutdruckes um 10% nach sich zieht.

Aus den Daten der HDFP-Studie [39] läßt sich ableiten, daß eine Reduktion eines bestehenden Übergewichtes um 1,6 kg den diastolischen Blutdruck um 1 mmHg absinken läßt. Natürlich sind diese statistischen Daten nicht auf jedes Individuum direkt übertragbar. Sie lassen sich jedoch Patienten gegenüber als Richtwert und Anreiz nahebringen, um die anderenfalls notwendige antihypertensive Medikamention einzusparen.

Welche Faktoren zur Entstehung des Hochdruckes bei Übergewichtigen führen, ist letztlich unklar. Ein Faktor kann in der Hyperinsulinämie der übergewichtigen Personen liegen [40], durch die eine erhöhte Natriumretention ausgelöst wird.

Auch bei Blutdrucksenkung als Folge einer Gewichtsabnahme spielt eine gesteigerte Natriurese, aber vielmehr noch eine verminderte Natriumzufuhr eine bedeutende Rolle. Im Grunde ist ohne spezielles diätetisches Verhalten die tägliche Natriumzufuhr streng an die Kalorienzufuhr gekoppelt [41].

Von mehr akademischer Bedeutung ist die Frage, welcher Faktor der bedeutsamere für die Blutdrucksenkung ist, die Einschränkung der Salzzufuhr oder eine Gewichtsreduktion. Nach Untersuchungen von Tuck et al. [42] scheint die Verminderung des Gewichtes bei übergewichtigen Hypertonikern der bedeutsamere Faktor im Vergleich zur Salzrestriktion zu sein. Diese Arbeitsgruppe konnte bei Gewichtsreduktion durch eine zusätzliche Salzrestriktion keine Steigerung der ohnehin induzierten Blutdrucksenkung beobachten.

Zusammenfassend kann festgestellt werden, daß bei hypertonen Patienten, die ein Übergewicht von mehr als 10% über ihrem Normalgewicht aufweisen, die Gewichtsreduktion im Vordergrund der allgemeinen Maßnahmen stehen sollte. Die verminderte Salzzufuhr auf eine tägliche Zufuhr von 5 bis 8 g ist ohnehin als Rückkehr zu mehr physiologischen Bedingungen aufzufassen, da das Renin-Angiotensin-System, das den Natriumhaushalt reguliert, auf eine Natriumbilanz eingestellt ist, die nur etwa 1 g/Tag beträgt. Unter der heute üblichen Salzaufnahme von 12 bis 15 g ist das Renin-Angiotensin-System ohnehin total unterdrückt.

Literatur

[1] Dahl, L. K.: Salt and hypertension. Am. J. Clin. Nutr. **25** (1972) 231.

[2] Losse, H., Wehmeyer, H., Wessels, F.: Der Wasser- und Elektrolytgehalt von Erythrozyten bei arterieller Hypertonie. Klin. Wschr. **38** (1960) 393.

[3] McCarron, D. A., Henry, J. H., Morris, C. D.: Human nutrition and blood pressure regulation: An integrated approach. Hypertension **4** (Suppl. III) (1982) 2.

[4] Gessler, U.: Intra- und extrazelluläre Elektrolytveränderungen bei essentieller Hypertonie vor und nach Behandlung. Z. Kreislaufforsch. **51** (1962) 177.

[5] Wessels, F., Zumkley, H., Losse, H.: Untersuchungen zur Frage des Zusammenhangs zwischen Kationenpermeabilität der Erythrozyten und Hochdruckdisposition. Z. Kreislaufforsch. **59** (1970) 415.

[6] Canessa, M., Adragna, N., Solomon, H. S. et al.: Increased sodium-lithium countertransport in red cells of patients with essential hypertension. N. Engl. J. Med. **302** (1980) 772.

[7] Walter, U., Distler, A.: Abnormal sodium efflux in erythrocytes of patients with essential hypertension. Hypertension **4** (1982) 205.

[8] Wambach, G., Helber, A., Bönner, G. et al.: Natrium-Kalium-ATPase-Aktivität in Erythrozytenghosts und Elektrolytkonzentrationen in Erythrozyten von Patienten mit essentieller Hypertonie. Verh. dtsch. Ges. inn. Med. **84** (1978) 800.

[9] Philipp, Th.: Natrium und Hypertonie. In: Neuere Entwicklungen in der Hochdrucktherapie (Eds.: Distler, A., Philipp, Th.) S. 35. Schattauer-Verlag, Stuttgart-New York 1983.

[10] Lever, A. F., Beretta-Piccoli, C., Brown, J. J. et al.: Sodium and potassium in essential hypertension. Br. Med. J. **283** (1981) 463.

[11] Davies, D. L., McElroy, K., Atkinson, A. B. et al.: Relationship between exchangeable sodium and blood pressure in different forms of hypertension in man. Clin. Sci. **57** (1979) 69.

[12] de Graeff, J. C.: Inulin space of total exchangeable sodium in patients with essential hypertension. Acta Med. Scand. **156** (1957) 337.

[13] Hollander, W., Chobanian, A. V., Burrows, B. A.: Body fluid and electrolyte composition in essential hypertension. In: Studies in essential, renal and malignant hypertension. J. Clin. Invest. **40** (1961) 408.

[14] Lebel, M., Schalekamp, M. A. D. H., Beevers, D. G. et al.: Sodium and the renin-angiotensin system in essential hypertension and mineralocorticoid excess. Lancet **II** (1974) 308.

[15] Garay, R. P., Elghozi, J. L., Dagner, G. et al.: Laboratory distinction between essential and secondary hypertension by measurement of erythrocyte cation fluxes. N. Engl. J. Med. **302** (1980) 769.

[16] Blaustein, M. P.: Sodium ions, calcium ions, blood pressure regulation, and hypertension: a reassessment and a hypothesis. Am. J. Physiol. **232** (1977) C 165.

[17] Erne, P., Bolli, P., Bürgisser, E. et al.: Correlation of platelet calcium with blood pressure: effect of antihypertensive therapy. N. Engl. J. Med. **310** (1984) 1084.

[18] Haller, H., Thiede, H. M., Lenz, T. et al.: Intracellular free calcium and ionized plasma calcium during mineralocorticoid-induced blood pressure increase in man. J. Hypertension **3** (Suppl. 3) (1985).

[19] Bruschi, G., Bruschi, M. E., Caroppo, M. et al.: Cytoplasmic free Ca^{2+} is increased in the platelets of spontaneously hypertensive rats and essential hypertensive patients. Clin. Sci. **68** (1985) 179.

[20] Murphy, R. F. J.: The effect of „rice diet“ on plasma volume and extracellular fluid space in hypertensive subjects. J. Clin. Invest. **29** (1950) 912.

[21] Kempner, W.: Treatment of kidney disease and hypertensive vascular disease with rice diet. N. Carolina Med. J. **5** (1944) 125.

[22] Watkin, D. M., Fraeb, H. F., Hatch, F. T. et al.: Effects of diet in essential hypertension. II. Results with unmodified Kempner rice diet in fifty hospitalized patients. Am. J. Med. **9** (1950) 441.

[23] Parijs, J., Joossene, J. V., van der Linden, L. et al.: Moderate sodium restriction and diuretics in the treatment of hypertension. Am. Heart J. **85** (1973) 22.

[24] Morgan, T., Gillies, A., Morgan, G. et al.: Hypertension treated by salt restriction. Lancet **I** (1978) 227.

[25] Longworth, D. L., Drayer, J. I. M., Weber, M. A. et al.: Divergent blood pressure responses during short-term sodium restriction in hypertension. Clin. Pharmacol. Ther. **27** (1980) 544.

[26] MacGregor, G. A., Best, F. E., Cam, J. M. et al.: Double-blind randomised crossover trial of moderate sodium restriction in essential hypertension. Lancet **I** (1982) 351.

[27] Kawasaki, T., Delea, C., Bartter, F. C. et al.: The effect of high-sodium and low-sodium intakes on blood pressure and other related variables in human subjects with idiopathic hypertension. Am. J. Med. **64** (1978) 193.
[28] Brown, W. J. jr., Brown, F. K., Krishan, I.: Exchangeable sodium and blood volume in normotensive humans on high and low sodium intake. Circulation **43** (1971) 508.
[29] Skrabal, F., Herholz, H., Neumayer, M. et al.: Ein neues Konzept für die Entstehung der essentiellen Hypertonie: Genetisch bedingte Salzsensitivität als Folge erhöhter noradrenerger Empfindlichkeit und erhöhter proximaler Natriumrückresorption. Dtsch. Med. Wschr. **108** (1983) 1122.
[30] Levy, R., White, P. D., Strout, W. D. et al.: Overweight. JAMA **131** (1946) 951.
[31] Kannel, W. B., Brand, N., Skinner, J. J. et al.: The relation of adiposity to blood pressure and development of hypertension: The Framingham Study. Ann. Intern. Med. **67** (1967) 48.
[32] Boe, J., Humerfelt, S., Wedervang, T.: Blood pressure in a population: Blood pressure readings and height and weight determinations in the adult population of the city of Bergen. Acta Med. Scand. Suppl. 321 (1957).
[33] Rimm, A. A., Werner, I. H., van Yserloo, B. et al.: Relationship of obesity and disease in 73532 weight-conscious women. Public Health Rep. **90** (1975) 44.
[34] Wechsler, J. G., Wenzel, H., Malfertheiner, P. et al.: Kurz- und Langzeitergebnisse der Hypertoniebehandlung durch Gewichtsreduktion. Verh. Dtsch. Ges. Inn. Med. **86** (1980) 718.
[35] McDonough, J. R., Farrison, G. E., Harnes, C. G.: Blood pressure and hypertensive disease among negroes and whites in Evans County, Georgia. In: Stamler J., Stamler, R., Pullman, T. N. (eds.): The Epidemiology of hypertension, p. 167, Grune & Stratton, New York, London 1967.
[36] Keys, A., Aravanis, C., Blackburn, H. et al.: Coronary heart disease: overweight and obesity as risk factors. Ann. Int. Med. **77** (1972) 15.
[37] Benedict, F. G., Roth, P.: Effect of a prolonged reduction in diet in twenty-five men. Proc. Nat. Acad. Sci. USA **4** (1918) 149.
[38] Gordon, T., Kannel, W. B.: The effects of overweight on cardiovascular diseases. Geriatrics **28** (1973) 80.
[39] HDFP-Study: Five year findings of the hypertension detection and follow-up program. JAMA **242** (1979) 2562.
[40] De Fronzo, R. A.: Insulin and renal sodium handling: Clinical implications. Int. J. Obes. **5** (Suppl. 1) (1981) 93.
[41] Wirths, W.: Natriumverzehr in einzelnen Bevölkerungsgruppen. In: Bock, K. D., Schrey, A. (Ed.): Natrium und Hypertonie. S. 103, München 1981.
[42] Tuck, M. L., Sowers, J., Dornfeld, L. et al.: The effect of weight reduction on blood pressure, plasma renin activity, and plasma aldosterone levels in obese patients. N. Engl. J. Med. **304** (1981) 930.

Nahrungsfett und Herz-Kreislauferkrankungen

R. Düsing, R. Pietsch, G. Landsberg, B. Weißer, C. Söntgerath, H. J. Kramer

1 Einleitung

Herz-Kreislauferkrankungen stehen, zumindest im industrialisierten Teil dieser Welt, quantitativ eindeutig im Vordergrund und stellen damit gleichermaßen ein medizinisches als auch volkswirtschaftliches Problem hoher Rangordnung dar. Es ist der Verdienst großer epidemiologischer Untersuchungen, das Konzept der sogenannten „Risikofaktoren" geprägt zu haben. In einfachen Worten handelt es sich dabei um Lebensumstände im weitesten Sinne, die das „statistische" Risiko, eine kardiovaskuläre Komplikation, wie z. B. Myokardinfarkt, Apoplex oder arterielle Verschlußkrankheit, zu erleiden, beeinflussen können. Risikofaktoren im engeren Sinne sind neben dem Diabetes mellitus die Hypertonie, die Hyperlipidämie und das inhalative Rauchen. Am Beispiel der Hypertonie kann man das quantitative Problem am besten illustrieren: bei einer geschätzten Prävalenz der Hypertonie von etwa 20% müssen wir von knapp 12 Millionen Hochdruckkranken in der Bundesrepublik Deutschland ausgehen. Hyperlipidämien sind bei einer ähnlich hohen Zahl von Bundesbürgern zu erwarten. Angesichts dieser Größenordnungen bleibt daher ein unwohles Gefühl bei dem Gedanken, Menschen in diesem Ausmaße mit Pharmaka zu therapieren, wobei neben den aus der medikamentösen Therapie möglicherweise entstehenden Risiken auch der finanzielle Aspekt berücksichtigt werden sollte.

Die medizinisch adäquate Antwort auf eine Herausforderung der genannten Größenordnung ist die Prävention und gerade bei der Prävention epidemiologisch bedeutsamer Erkrankungen kann der Diätetik eine wichtige Schlüsselrolle zufallen. So ist z. B. die Bedeutung der nutritiv zugeführten Kochsalzmenge für die Pathogenese erhöhter Blutdruckwerte heute weitgehend anerkannt. Im Folgenden soll die Bedeutung eines weiteren nutritiven Faktors gewürdigt werden, der in vielfältiger Weise die kardiovaskuläre Morbidität und Mortalität zu beeinflussen vermag, das Nahrungsfett.

2 Fett als Nahrungsbestandteil

Der Ernährungsbericht der Bundesregierung weist aus, daß der Fettkonsum der Bundesbürger in der Nachkriegszeit im Vergleich zu früheren zumindest von der Ernährungssituation „guten" Jahren wie z. B. dem Zeitraum 1909–1913 oder der Zeit zwischen 1935–1938 einen Spitzenwert von etwa 40% der zugeführten Nahrungsenergie erreicht hat. Die genaue Aufschlüsselung des Nahrungsverbrauches für den Untersuchungszeitraum 1980/81 zeigt, daß Männer etwa 38%, Frauen sogar 41% der zugeführten Nahrungsenergie als Fett zu sich nehmen. Männer machen den im Vergleich zu Frauen gering niedrigeren Fettverzehr durch einen deutlich höheren Alkoholkonsum sozusagen wieder wett.

Die qualitative Aufschlüsselung der Fettzufuhr ergibt für den genannten Zeitraum, daß gesättigtes Fett sowohl bei Männern als auch bei Frauen quantitativ überwiegt und daß der in manchen Ernährungsempfehlungen verwandte Quotient von mehrfach ungesättigten zu den gesättigten Fettsäuren dementsprechend kleiner als 1 ist. Hinzu kommt eine Cholesterinzufuhr von knapp unter 500 mg/Tag.

3 Mechanismus des Lipid-bedingten Risikos

Im Zusammenhang mit der Quantität, insbesondere aber der Qualität des nutritiv zugeführten Fettes sollte man beachten, daß die Eiweißsynthese unseres Organismus durch genetische Faktoren determiniert ist und durch Menge und Qualität des zugeführten Eiweißes wenig beeinflußt wird. Hingegen wird der Lipidstoffwechsel unseres Organismus weitgehend durch das Nahrungsfett beeinflußt. Wie genau Nahrungsfette kardiovaskuläre Funktionen beeinflussen können, ist teilweise aufgeklärt, wobei aktuelle Forschungsergebnisse uns in den letzten Jahren neue Einblicke in die genannten Zusammenhänge gestattet haben.

Ein erstes Konzept zur Verknüpfung von nutritiver Fettzufuhr und Arteriosklerose wurde bereits Anfang unseres Jahrhunderts in Tierversuchen erbracht, in denen gezeigt werden konnte, daß cholesterinreiche Ernährung eine Hyperlipidämie und schließlich arteriosklerotische Gefäßveränderungen auslösen kann. Dieses Konzept ist in den folgenden Jahrzehnten erweitert worden mit der Aussage: Hoher Fettanteil in der Nahrung induziert erhöhte Blutfette und damit gesteigertes Arterioskleroserisiko. Diese recht einfachen Vorstellungen haben so heute keine Gültigkeit mehr. Wir wissen heute vielmehr, daß wir die im Blut zirkulierenden Fette, die an Eiweiße gebunden sind und dementsprechend als Lipoproteine bezeichnet werden, in verschiedene Fraktionen unterteilen müssen. Unter den Lipoproteinen sind insbesondere die „high density" und die „low density“ Lipoproteine zu unterscheiden, wobei die „low density“ Lipoproteine als atherogen und die „high density“ Lipoproteine in bezug auf die Ateriosklerose als protektiv angesehen werden.

Insbesondere die im Blut zirkulierende atherogen wirksame LDL-Menge wird durch die Qualität des zugeführten Fettes beeinflußt. Während gesättigtes Fett Gesamtcholesterin und LDL steigert, wirken ungesättigte Fettsäuren vom Typ der Linolsäure senkend auf die LDL-Konzentrationen. Die genauen Mechanismen dieser Interaktionen sind nur in Ansätzen bekannt. So scheint die Beeinflussung von sogenannten LDL-Rezeptoren durch die Qualität des Nahrungsfettes eine Schlüsselrolle zu spielen. Diese LDL-Rezeptoren sind verantwortlich für die Elimination von LDL aus dem Blut, so daß eine Steigerung ihrer Zahl mit einer Verminderung, eine Abnahme ihrer Dichte mit einer Steigerung der im Blut zirkulierenden LDL-Menge vergesellschaftet ist. Drastische Steigerung der ungesättigten Fettsäuren induziert ebenfalls eine geringfügige Abnahme der protektiven HDL. Diese ist biologisch jedoch nicht relevant, da der Bruttoeffekt einer gesteigerten Zufuhr ungesättigter Fettsäuren in einer Abnahme des Gesamtcholesterins und einer deutlichen Abnahme der atherogenen LDL beruht.

4 Lipide als Eicosanoid-Präkursoren

Über diesen entscheidenden Mechanismus hinaus gibt es weitere aktuelle und über das genannte Konzept hinausgehende Beziehungen und Erklärungsversuche zwischen Herz-Kreislauferkrankungen und der nutritiven Fettzufuhr. Diese im Folgenden angesprochenen Zusammenhänge gehen davon aus, daß unser Nahrungsfett ungesättigte Fettsäuren enthält, die im Organismus zu biologisch hochpotenten Substanzen, den sogenannten Eicosanoiden, metabolisiert werden können. Als Eicosanoide werden die oxygenierten Derivate von hochungesättigten Fettsäuren mit einem Gerüst aus 20 Kohlenstoffatomen, wie z. B. der Arachidonsäure oder der Eicosapentaensäure, bezeichnet. Dazu gehören Prostaglandine, das Prostacyclin und Thromboxan und die Leukotriene und verwandte Substanzen. Prostaglandine sind Gewebshormone, die eine Vielzahl von Körperfunktionen, so z. B. in der Niere, zu beeinflussen vermögen.

Im Gefäßgewebe und dort insbesondere im Endothel entsteht das die Thrombozyten-Adhäsion und Aggregation hemmende sowie vasodilatatorisch wirksame Prostacyclin, während in den Thrombozyten Thromboxan A_2 synthetisiert wird, das über Thrombozyten-stimulierende und vasokonstriktorische Fähigkeiten verfügt. Der Nobelpreis für Medizin 1982 wurde den Wissenschaftlern Vane aus England sowie Samuelsson und Bergström aus Schweden für die Beschreibung dieses antagonistischen Systems verliehen, das für die Regulation des Gefäßtonus als auch die Gefäßwand-Thrombozyten Interaktion von entscheidender Bedeutung ist. So wird z. B. die Blutstillung in verletzten Gefäßen dadurch vermittelt, daß durch die Unterbrechung des Gefäßendothels an diesen Stellen Thrombozyten ungehindert haften und so einen Thrombus formieren können. Auch erklärt dieses Modell die erhöhte Thrombosegefahr in arteriosklerotisch deformierten Gefäßen, z. B. den Koronarien, denn die arteriosklerotisch deformierten Gefäße besitzen kein intaktes Endothel mehr und haben somit die Fähigkeit zur Prostacyclinsynthese weitgehend verloren.

Eine Reihe von Untersuchungen belegt, daß nutritiv zugeführte Linolsäure, die Präkursorfettsäure der Arachidonsäure, von der wiederum die Biosynthese der Eicosanoide ihren Ausgang nimmt, die Aktivität dieses Systems zu beeinflussen vermag. So war bei Versuchstieren, die über sechs Wochen linolsäurefrei ernährt wurden, ein signifikanter Anstieg des arteriellen Blutdruckes feststellbar, während Tiere unter Linolsäure-substituierter Ernährung keine Blutdruckveränderungen aufwiesen. Die Analyse der Prostacyclin-Syntheseraten der Tiere ergab, daß die Linolsäurezufuhr diesen Parameter ebenfalls signifikant beeinflußte mit hohen Syntheseraten bei den Linolsäure-supplementierten und deutlich niedrigeren Prostacyclin-Syntheseraten bei den linolsäurefrei ernährten Tieren. Daraus ergibt sich die Konstellation, daß, je höher der Blutdruck, desto niedriger die Prostacyclin-Syntheserate des betreffenden Tieres und umgekehrt. Bereits 1979 hatte eine kontrollierte Untersuchung in den USA aufgezeigt, daß eine isolierte Erhöhung der nutritiven Linolsäurezufuhr um 1% der Nahrungsenergie von 4 auf 5% für einen Monat bei Patienten mit Grenzwerthypertonie eine signifikante Senkung sowohl des systolischen als auch diastolischen Blutdruckes bewirken kann. In einer Untersuchung in Heidelberg an 650 Männern zwischen 20 und 40 Jahren konnte darüber hinaus gezeigt werden, daß das Fettsäureprofil einer Fettgewebsprobe insofern mit der Blutdruckhöhe zu verbinden ist, als die Höhe des Linolsäuregehaltes dieser Fettgewebebiopsie invers mit der Blutdruckhöhe korreliert, d. h. je höher der Blutdruck, desto niedriger der Linolsäuregehalt und umgekehrt.

Diese Ergebnisse zur günstigen Wirkung von ungesättigten Fettsäuren vom Linolsäuretyp auf Blutfette, Blutdruck und kardiovaskuläres Risikoprofil sind in einer ganzen Reihe von Studien appliziert worden. Dabei hat sich eine Region besonders in den Blickpunkt des Interesses geschoben, Nordkarelien im Osten Finnlands. Dort ist eine extrem hohe kardiovaskuläre Morbidität und Mortalität zu verzeichnen und diese ist mit großer Wahrscheinlichkeit, zumindest teilweise, auf die spezielle Ernährung in dieser Region zurückzuführen, die sich durch große Mengen gesättigtes Fett auszeichnet. Hier ist eine große Aufklärungs- und Umerziehungskampagne im Gange mit der Absicht, kardiovaskuläre Risikofaktoren auszuschalten. Unter anderem konnte im Zusammenhang dieser Studie bestätigt werden, daß die Reduktion des Gesamtfettes in der Nahrung mit Begünstigung ungesättigter Fettsäuren unabhängig von anderen Nahrungsfaktoren, z. B. Kochsalz, den Blutdruck zu senken vermag.

5 Mögliche Bedeutung der Fischöle

Eine andere Region kann uns ebenfalls wichtige Aufschlüsse über die Verknüpfung der nutritiven Fettzufuhr mit kardiovaskulären Erkrankungen liefern, Grönland. In gewisser Weise ist es sozusagen das Gegenteil von Nordkarelien insofern, als Blutfette, Blutdruck und die kardiovaskuläre Morbidität und Mortalität hier sehr niedrig sind. Dabei ist der Fettverzehr der Grönland-Eskimos sehr hoch. Im Gegensatz zu fast allen anderen Regionen der Welt stammt das Nahrungsfett der ursprünglich lebenden Eskimos jedoch fast ausschließlich aus Fischen und es ist dieser Umstand, der während der letzten Jahre unser Wissen um die Verknüpfung von Nahrungsfett und kardiovaskulären Erkrankungen erweitert hat.

Pflanzenöle enthalten vornehmlich Linolsäure, die über zwei Doppelbindungen verfügt, im Organismus zu Arachidonsäure umgebaut wird und weiter in Eicosanoide der sogenannten 2er Klasse metabolisiert werden. 2er Klasse bedeutet, daß diese Arachidonsäure-Cyklooxygenase-Metaboliten ebenfalls über zwei Doppelbindungen verfügen. Im Gegensatz dazu enthalten Fischöle Eicosapentaensäure, die fünf Doppelbindungen enthält und im Organismus zu den sogenannten 3er Prostaglandinen verstoffwechselt wird. So entsteht in den Gefäßwänden kein PGI_2 sondern vielmehr PGI_3, wobei diese beiden Substanzen etwa gleich stark biologisch wirksam sind, d. h. PGI_3 wirkt vasodilatatorisch und Thrombozyten-hemmend. In den Thrombozyten wird Eicosapentaensäure zu TXA_3 metabolisiert. Im Gegensatz zu TXA_2 ist TXA_3 biologisch weniger wirksam, so daß eine erhebliche Verschiebung des Prostacyclin-Thromboxan-Gleichgewichtes hin zum Prostacyclin nachweisbar ist. Diese Verschiebung zur Aktivität von Prostacyclin ist der Faktor, der für die lange Blutungszeit, den niedrigen Blutdruck und die niedrigen Blutfette z. B. der Eskimos verantwortlich zu sein scheint.

Auch in kontrollierten Untersuchungen konnte dieses Konzept wiederholt bestätigt werden: Unter Fischölsupplementation z. B. durch Makrelendiät, die etwa 2 g Eicosapentaensäure pro Tag enthielt, konnte bei Patienten mit leichter essentieller Hypertonie während zwei Wochen der Blutdruck deutlich gesenkt werden. Gleichzeitig hatte die Fischölzufuhr, wie auch in zahllosen anderen ähnlichen Untersuchungen, einen statistisch gesicherten günstigen Einfluß auf die Blutfette.

Zusammenfassend kann festgestellt werden, daß sich unsere Vorstellungen über die Rolle des Nahrungsfettes bei der Entstehung von Herz-Kreislauferkrankungen in den vergangenen Jahrzehnten insofern weiterentwickelt haben, als wir heute nicht mehr die Menge des Gesamtfettes als die entscheidende Größe für das Lipid-abhängige Ausmaß des kardiovaskulären Risikos ansehen. Vielmehr wird uns die Bedeutung der Unterscheidung zwischen gesättigtem und ungesättigtem Fett und im Bereiche des ungesättigten Fettes wiederum die Unterscheidung der Fettsäuren in solche vom Arachidonsäure- bzw. Eicosapentaensäuretyp nahegelegt.

Weiterführende Literatur

[1] Bang, H. O., Dyerberg, J., Sinclair, M.: The composition of the Eskimo food in north-west greenland. Am. J. clin. Nutr. **33** (1980) 2657–2662.

[2] Comberg, H. U., Stern, B.: Blutdrucksenkung bei linolsäurereicher Diät: Zwei Pilotstudien. Akt. Ernähr. **5** (1978) 191–194.

[3] Comberg, H. U., Heyden, S., Hames, C. G. et al.: Hypotensive effect of dietary prostaglandin precursor in hypertensive man. Prostaglandins **15** (1978) 193–197.

[4] Düsing, R., Scherhag, R., Glänzer, K. et al.: Dietary linoleic acid deprivation: effects on blood pressure and PGI_2 synthesis. Am. J. Physiol. **244** (1983) H 228–H 233.

[5] Düsing, R., Landsberg, G., Scherf, H. et al.: Untersuchungen zur diätetischen Beeinflussung des arteriellen Blutdrucks: Bedeutung der vaskulären Prostacyklin-Synthese. Akt. Ernähr. **9** (1984) 131–139.

[6] Düsing, R., Scherf, H., Landsberg, G. et al.: Further studies on the mechanism of increased blood pressure during dietary linoleic acid deprivation. Annals Clin. Res. **16** (Suppl. 43) (1984) 103–108.

[7] Düsing, R., Struck, A., Scherf, H. et al.: Dietary fish oil supplements: Effects on renal hemodynamics and renal excretory function in healthy volunteers. (Abstr.) Kidney Int. 31 (1987) 268.

[8] Dyerberg, J., Bang, H. O., Stoffersen, E. et al.: Eicosapentaenoic acid and prevention of thrombosis and arteriosclerosis. Lancet **II** (1978) 117–119.

[9] Dyerberg, J., Bang, H. O..: Haemostatic function and platelet polyunsaturated fatty acids in Eskimos. Lancet **II** (1979) 433–435.

[10] Dyerberg, J., Mortensen, J. Z., Nielsen, A. H. et al.: n-3 polyunsaturated fatty acids and ischaemic heart disease. Lancet **II** (1982) 614.

[11] Fleischmann, A. I., Bierenbaum, M. L., Stier, A. et al.: Hypotensive effect of increased dietary linoleic acid in mildly hypertensive humans. J. Med. Soc. New Jersey **3** (1979) 181–183.

[12] Iacono, J. M., Marshall, M. W., Dougherty, R. M. et al.: Reduction in blood pressure associated with polyunsaturated fat diets that reduce cholesterol in man. Prev. Med. 4 (1975) 426–443.

[13] Iacono, J. M., Dougherty, R. M., Puska, P.: Reduction of blood pressure associated with dietary polyunsaturated fat. Hypertension **4** (Suppl. III) (1982) 34–42.

[14] Lands, W. E. M.: Fish and Human Health. Academic Press, Inc., Orlando, Florida, USA 1986.

[15] Lorenz, R., Spengler, U., Fischer, S. et al.: Platelet function, thromboxane formation and blood pressure control during supplementation of the western diet with cod liver oil. Circulation **67** (1983) 504–511.

[16] Norris, P. G., Jones, C. J. H., Weston, M. J.: Effect of dietary supplementation with fish oil on systolic blood pressure in mild essential hypertension. Br. Med. J. 293 (1986) 104–105.

[17] Oster, P., Arab, L., Schellenberg, B. et al.: Blood pressure and adipose tissue linoleic acid. Res. Exp. Med. **175** (1979) 287–291.

[18] Puska, P., Nissinen, A., Pietinen, P. et al.: Dietary fat and human blood pressure: Results from three controlled intervention studies. Prog. Lipid Res. 25 (1986) 495–497.

[19] Rosenthal, J., Simone, P. G., Silbergleit, A.: Effects of prostaglandin deficiency on natriuresis, diuresis and blood pressure. Prostaglandins **5** (1974) 435–440.

[20] Siess, W., Scherer, B., Böhlig, B. et al.: Platelet membrane fatty acids, platelet aggregation, and thromboxane formation during mackerel diet. Lancet **I** (1980) 441–444.

[21] Singer, P., Jaeger, W., Wirth, M. et al.: Lipid and blood pressure lowering effect of mackerel diet in man. Arteriosclerosis **49** (1983) 99–108.

[22] Singer, P.: Neue Gesichtspunkte bei der Behandlung von arterieller Hypertonie und Hyperlipoproteinämien mit mehrfach ungesättigten Fettsäuren. Akt. Ernähr. **11** (1986) 29–39.

[23] Triebe, G., Block, H. U., Förster, W.: On the blood pressure response of salt-loaded rats under different content of linoleic acid in the food. Acta Biol. Med. Germ. **35** (1976) 1223–1224.

[24] Vergroesen, A. J., Fleischmann, A. I., Comberg, H. U. et al.: The influence of increased dietary linoleate on essential hypertension. Acta Biol. Med. Germ. **37** (1978) 879–883.

Die Bedeutung von Streßfaktoren bei der arteriellen Hypertonie

W. Schulte, A. W. von Eiff

Streßfaktoren der Umwelt sind zahlreiche Arten von Belastung, denen der Organismus im täglichen Leben ausgesetzt ist. Hierzu zählen sowohl Umgebungsbelastungen wie z. B. Lärm, Hitze als auch im besonderen Maße psychosoziale Belastung wie Entscheidungszwänge, sozialer Wettbewerb, Leistungsdruck usw. Belastungen dieser Art können eine psychische und physische Reaktion des Organismus bewirken. Diese Streßreaktion des Organismus ist normalerweise als eine physiologische Reaktion zu verstehen. Streßbewältigungsstrategien in Form psychischer Adaption oder motorischer Äußerung führen im Normalfall zu einem Abbau der Streßreaktion.

Unter bestimmten Voraussetzungen, die sich auf Dauer und Stärke von Streßfaktoren und auf die psychophysische Konstitution des Individuums selbst beziehen, dürfte verschiedenen Belastungen eine krankheitsinduzierende Bedeutung zukommen. Diese Hypothese ist zur Grundlage der Streßtheorie in der psychosomatischen Medizin geworden, wobei inzwischen zahlreiche Befunde dieses theoretische Modell stützen. Insbesondere auch bei der essentiellen Hypertonie wird die Bedeutung von Streßfaktoren in der Pathogenese dieser Erkrankung durch Untersuchungsergebnisse verschiedener Art belegt.

Für die essentielle Hypertonie würde die Ausgangshypothese lauten, daß bei bestimmten Personen eine längerfristige und ausgeprägte Einwirkung von Streßfaktoren dazu führt, daß der Blutdruck steigt und schließlich dauerhaft erhöht ist [8]. Diese Hypothese ist natürlich nur dadurch zu beweisen, daß die Einwirkung von Streßfaktoren über eine längere Zeit kontrolliert erfaßt wird, parallel hierzu die Entwicklung eines Bluthochdrucks beobachtet wird und der Zusammenhang eindeutig ist. Epidemiologische Beobachtungen, wie sie im Krieg [15] oder bei einer Katastrophe [31] gemacht wurden, zeigten, daß der Blutdruck anstieg und auch über die akute Belastung hinausgehend noch erhöht blieb. Der Aussagewert dieser retrospektiven Beobachtungen war allerdings nur begrenzt.

Ein entscheidender Fortschritt in der Frage des Zusammenhanges zwischen Streß und Blutdruck bzw. Hypertonie konnte erst durch psychophysiologische Untersuchungen unter kontrollierten Laborbedingungen erzielt werden. Der Vorteil bei derartigen Untersuchungen liegt insbesondere darin, daß unter einer definierten Belastung psychische und physische Reaktionen des Organismus exakt quantifizierbar sind. Entsprechende psychophysiologische Untersuchungen sind unter Anwendung verschiedener Stressoren durchgeführt worden. Die Grundannahme war jeweils, daß Hypertoniker sich in ihrer Reaktion auf die Streßexposition qualitativ oder quantitativ von gesunden Probanden unterscheiden. Eine wichtige Zielgröße dieser Untersuchungen bestand im Reaktionsverhalten des Blutdrucks.

Ein Überblick über Untersuchungen, die sich mit dieser Fragestellung beschäftigt haben, ergibt zunächst ein relativ inhomogenes Bild; es wurden bei Hypertonikern sowohl verstärkte als auch von Normotonikern nicht abweichende Blutdruckreaktionen unter emotionalem Streß beschrieben. Auch bei einem Vergleich der Untersuchungen, bei denen ein gleicher oder sehr ähnlicher Stimulus benutzt wurde, sind die Ergebnisse uneinheitlich. So wurden im Rechentest, der mit Abstand am häufigsten eingesetzte psychophysiologische Test, bei Hypertonikern erhöhte [30, 36] als auch normale Blutdruckreaktionen [2, 13, 14, 39] beschrieben. Ähnlich unterschiedlich waren die Ergebnisse bei anderen Tests. So wurden im Cold-pressor-Test ebenfalls verstärkte Blutdruckreaktionen bei Hypertonikern beschrieben [4, 16, 36] oder nicht gefunden [1].

Da die Frage einer veränderten Blutdruckreaktivität unter emotionalem Streß für die Pathogenese der Hypertonie von besonderer Bedeutung ist, die entsprechenden Untersuchungen aber kein klares Bild ergaben, gingen wir in mehreren Untersuchungsreihen dieser Problematik nach. Die Probanden wurden bei allen Untersuchungen in einem Kreislauflabor unter standardisierten Bedingungen getestet. Die Untersuchung begann jeweils mit einer normierten Ruhephase, an die sich die jeweilige Belastung anschloß. Variiert wurden Stimulusart und Stimulusstärke sowie vom Untersuchungskollektiv her Alter, Geschlecht und Stadium der Hochdruckerkrankung.

Ein Standardstimulus war der Rechentest, nämlich die Addition ein- und zweistelliger Zahlen unter einer Beschallung mit affektivem Lärm von ca. 90 dB über einen Kopfhörer. Hierunter war durchgängig bei Hypertonikern verschiedener Schweregrade eine höhe Blutdruckreaktion als bei Normotonikern zu beobachten. Dies betraf sowohl den systolischen wie den diastolischen Blutdruck (Abb. 1).

Untersuchungen zur Blutdruckreaktivität wurden sowohl bei Männern wie bei Frauen und bei jüngeren und älteren Menschen durchgeführt. Hierbei ergab sich, daß die weiblichen Normotoniker geringere Blutdruckreaktionen hatten als die männlichen Normotoniker, daß die hypertonen Männer und Frauen aber jeweils stärker in ihrem Blutdruck reagierten als Kreislaufgesunde. Im übrigen war unabhängig von einem Alterseffekt bei jüngeren und älteren Hypertonikern die Blutdruckreaktivität verstärkt [32, 33].

Um die Ursache dieser Blutdruckhyperreaktivität weiter abzuklären, wurden hämodynamische Untersuchungen (Abb. 2) durchgeführt. Hierbei ergab sich nun, daß die hämodynamische Reaktion zwischen Normotonikern, Grenzwerthypertonikern und Hypertonikern qualitativ gleich war. Es war nämlich festzu-

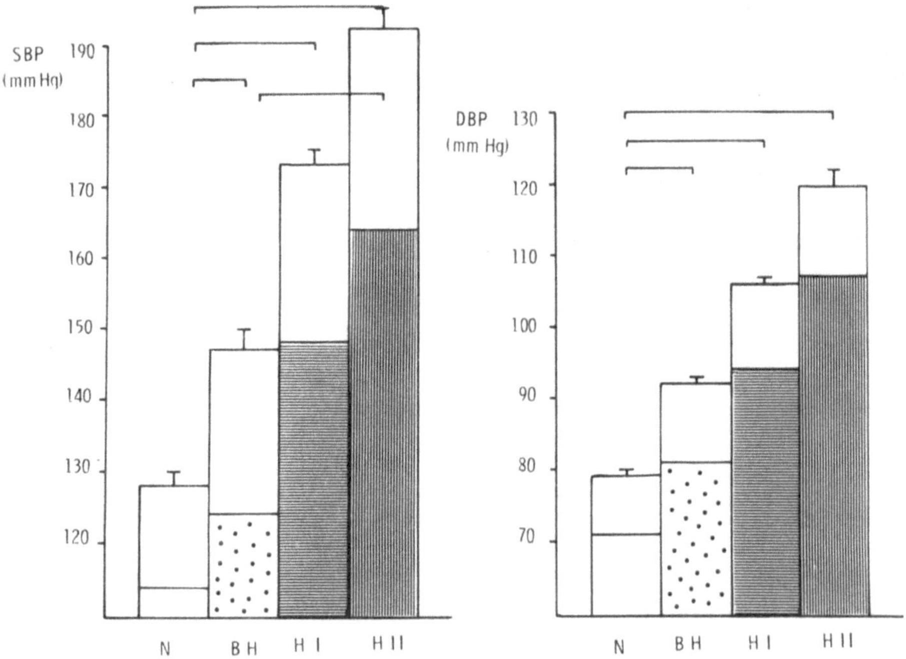

Abb. 1 Ruheblutdruck und Reaktionen des systolischen (SBP) und diastolischen (DBP) Blutdrucks auf mentale Belastung (Rechentest) bei Normotonikern (N, n = 18), Grenzwerthypertonikern (BH, n = 17), Hypertonikern Stad I (HI, n = 30) und Hypertonikern Stad II (H II, n = 13). Signifikante Reaktionsunterschiede im Duncan-Test mit $p < 0,05$.

stellen, daß bei allen 3 Gruppen unter dem Rechenstreß Anstiege des Blutdrucks, des Herzzeitvolumens und der Herzfrequenz vorlagen, während der periphere Widerstand einen leichten Abfall zeigte und das Schlagvolumen sich kaum änderte. Die Anstiege des Herzzeitvolumens basierten allein auf Anstiegen der Herzfrequenz.

Quantitative Unterschiede ließen sich in dem Sinne sichern, daß Grenzwerthypertoniker einen stärkeren Anstieg des Herzzeitvolumens hatten als Normotoniker und daß bei Hypertonikern vom Schweregrad I der periphere Widerstand nicht so stark abfiel wie bei Grenzwerthypertonikern. Hieraus ist abzuleiten, daß die verstärkte Blutdruckreaktion im Anfangsstadium der Hypertonie vor allem auf eine verstärkte kardiale Reaktion bezogen werden kann.

Unter der Fragestellung, inwieweit das beschriebene Reaktionsmuster stimulusspezifisch ist, wurde bei denselben Probanden als zusätzlicher Streßtest der Cold-pressor-Test (Abb. 3) durchgeführt. Bei dieser Untersuchung war im Gegensatz zum Rechentest ein deutlicher Anstieg des peripheren Widerstandes bei gleichzeitig geringerer Herzzeitvolumenreaktion zu verzeichnen. Normotoniker, Grenzwerthypertoniker und Hypertoniker wiesen wiederum ein qualitativ

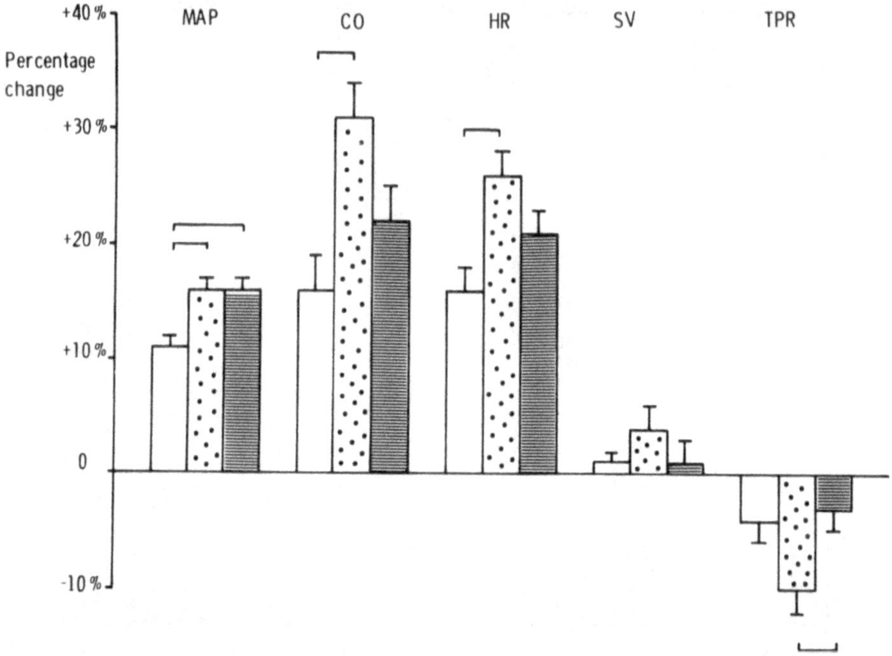

Abb. 2 Prozentuale Reaktionen des mittleren arteriellen Drucks (MAP), des Herzzeitvolumens (CO), der Herzfrequenz (HR), des Schlagvolumens (SV) und des totalen peripheren Widerstands (TRP) im mentalen Streßtest bei Normotonikern (offene Säulen, n = 37), Grenzwerthypertonikern (gepunktete Säulen, n = 41) und Hypertonikern Stad I (gestreifte Säulen, n = 48).

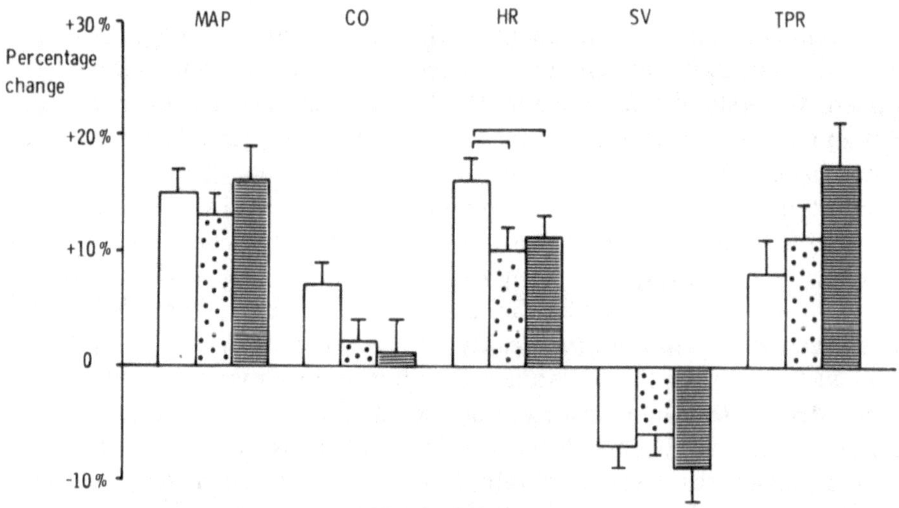

Abb. 3 Prozentuale kardiovaskuläre Reaktionen im Cold-pressor-Test bei Normotonikern (offene Säulen, n = 16), Grenzwerthypertonikern (gepunktete Säulen, n = 14) und Hypertonikern Stad I (gestreifte Säulen, n = 14).

gleichartiges Muster der die Blutdruckreaktion bestimmenden Faktoren auf. In quantitativer Hinsicht waren die Herzfrequenzreaktionen unterschiedlich, und die Reaktion des Widerstandes war bei den Hypertonikern tendenziell stärker. Die Blutdruckreaktion war bei den älteren Hypertonikern auch im Cold-pressor-Test verstärkt [35].

Ein wichtiges Ergebnis dieser Untersuchungsreihen besteht darin, daß bei Hypertonikern eindeutig eine verstärkte Reaktion des Blutdrucks auf mentale Belastung vorliegt. Die eingangs geschilderten widersprüchlichen Befunde zur Blutdruckreaktivität dürften nach unseren Untersuchungen auf methodische Unterschiede wie Selektion der Kollektive, inhomogene Untersuchungsgruppen bezüglich Alter und Geschlecht, ungenügende bzw. nicht standardisierte Ausgangsruhebedingungen und mangelnde Stimulusintensität zurückführbar sein. Faktoren dieser Art sind auch eindeutig den zitierten Arbeiten zu entnehmen.

Erhöhte Blutdruckreaktionen bei Hypertonikern wurden aber nicht nur für den Rechentest [30, 36] beschrieben, sondern auch im Stroop-Test [36, 38] bei einer Ballsortieraufgabe [26], bei einem visuellen Puzzle [29] und schließlich auch beim Cold-pressor-Test [4, 16, 36] wurden Unterschiede in der Blutdrukkreaktion zwischen Hypertonikern und Normotonikern berichtet. Insofern dürfte bei manifesten Hypertonikern eine generelle Blutdruckhyperreaktivität bestehen [10].

Die Bedeutung dieser verstärkten Blutdruckreaktivität für die Pathogenese der Hypertonie ist aber insofern zu begrenzen, als verstärkte Blutdruckreaktionen auf verschiedenste Belastungen bei bereits bestehendem Hochdruck auf sekundäre hypertoniebedingte Gefäßschäden hinweisen können. Insofern könnte die Blutdruckhyperreaktivität bei manifester Hypertonie als ein Epiphänomen zu verstehen sein. Damit würde nicht unbedingt die Bedeutung von Streßfaktoren für die Hypertonie unterstrichen.

Ganz anders dagegen ist die verstärkte Blutdruckreaktion im Initialstadium des Hochdrucks zu sehen. Bei Grenzwerthypertonikern wurden erhöhte Blutdruckreaktionen nur bei bestimmten Stimuli berichtet: Hierzu zählt in Übereinstimmung mit unseren Ergebnissen der Rechentest [23]. Niemals dagegen konnte im Cold-pressor-Test eine Blutdruckhyperreaktivität bei Grenzwerthypertonikern festgestellt werden. Das bedeutet offensichtlich, daß im Frühstadium der Hypertonie, wenn noch keine Gefäßveränderungen vorliegen, nur bestimmte Stimuli eine erhöhte Blutdruckreaktion hervorrufen. Diese Stimuli dürften psychologisch dadurch charakterisiert sein, daß sie neben einer Aktivierung das Individuum zu einer aktiven Bewältigung der Situation veranlassen. Im Gegensatz hierzu stehen offensichtlich unangenehme Reize, die passiv zu ertragen sind, wie Kälte- oder Schmerzreize.

Bei physiologischer Betrachtungsweise wird die herausragende Bedeutung der verstärkten Herzzeitvolumenreaktion für die Blutdruckreaktivität deutlich. Hierbei ist anzumerken, daß Stimuli mit erhöhtem emotionalem Arousal zu einer verstärkten kardialen Reaktion mit hierdurch erhöhter Blutdruckreaktivi-

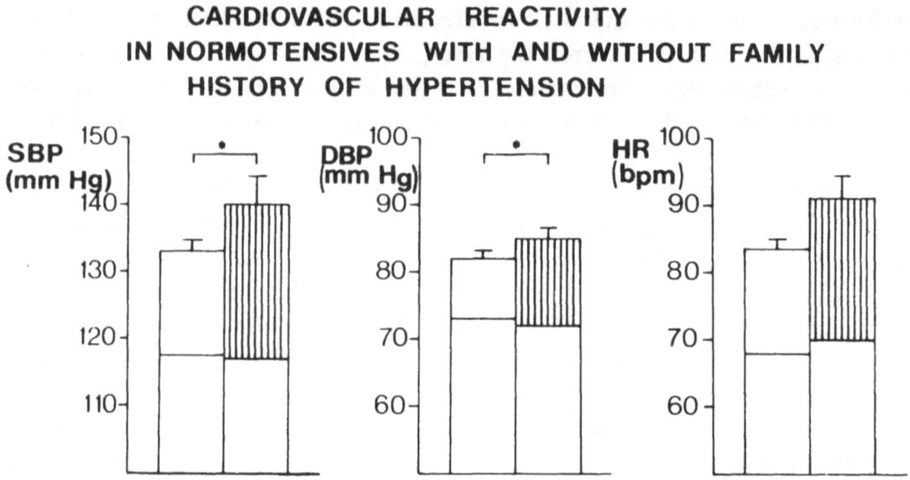

Abb. 4 Ruhewerte und Reaktionen des systolischen (SBP) und diastolischen (DBP) Blutdrucks und der Herzfrequenz (HR) im mentalen Streßtest bei Normotonikern mit (gestreifte Säulen, n = 13) und ohne (offene Säulen, n = 33) familiäre Hochdruckbelastung. Signifikante Reaktionsunterschiede im t-Test (* = $p \leq 0{,}05$).

tät führen. Da allerdings eine verstärkte Herzzeitvolumenreaktion nur dann zu einer verstärkten Blutdruckreaktion führen kann, wenn nicht auch gleichzeitig der Abfall des peripheren Widerstandes verstärkt ist, ist letztlich auf eine generalisierte Kreislaufreaktion zu schließen, wie sie für eine generell verstärkte Sympathikusaktivität typisch ist.

Ein noch stärkerer Hinweis darauf, daß verstärkte Blutdruckreaktionen auf emotionalen Streß bedeutsam für die Pathogenese der essentiellen Hypertonie sind, ergab sich schließlich in Untersuchungen an normotensiven Risikogruppen. Am bekanntesten sind hierzu die Untersuchungen an Personen mit familiärer Hochdruckbelastung. Eine eigene Untersuchung [34], bei der die kardiovaskuläre Reaktivität von Normotonikern mit familiärer Hypertonieanamnese mit solchen ohne genetische Hypertoniebelastung verglichen wurde, ergab keinen Unterschied im Gelegenheitsblutdruck oder Ruheblutdruck; unter der psychischen Belastung im Rechentest war die Blutdruckreaktion bei erblich belasteten Personen aber stärker (Abb. 4).

Dieses Ergebnis steht in Übereinstimmung mit einer Untersuchung an Jugendlichen [11] und verschiedenen Untersuchungen an erwachsenen Probanden sowohl im Rechentest [24, 27] als auch im Stroop-Test [24] und bei einer Reaktionszeitaufgabe [19].

Bei einer anderen Definition einer Risikogruppe wurden Normotoniker mit marginal erhöhtem Blutdruck untersucht. Auch hier war im Gegensatz zu Normotonikern mit konstant normalem Blutdruck bereits eine Hyperreaktivität des Blutdrucks zu verzeichnen. Diese bestand im übrigen in Analogie zu den Befunden bei Grenzwerthypertonikern wiederum nur im mentalen Streßtest und nicht im Cold-pressor-Test und war wiederum auf erhöhte Herzzeitvolumenreaktionen zurückführbar [35].

Faßt man die Ergebnisse dieser psychophysiologischen Untersuchungen, die zur Frage des Zusammenhangs zwischen Streß und Hypertonie durchgeführt worden sind, zusammen, so ergibt sich also folgendes Bild:
Sowohl bei manifester Hypertonie als auch im Anfangsstadium und sogar Vorstadium der Hypertonie besteht eine erhöhte Reaktivität des Blutdrucks auf akute emotionale Belastung. Im Initialstadium des Hochdrucks kommt diese erhöhte Blutdruckreaktivität insbesondere durch eine verstärkte kardiale Reaktivität zustande. Das hämodynamische Reaktionsmuster spricht für eine Sympathikushyperaktivität. Im weiteren Verlauf der Hypertonie dürfte die erhöhte Blutdruckreaktivität dann durch sekundäre Gefäßschädigungen verursacht sein.

Es kann also angenommen werden, daß eine durch verstärkte Sympathikusaktivität bedingte Blutdruckhyperreaktivität das primäre Blutdruckphänomen im Hypertonieverlauf darstellt. Nach den Untersuchungen von Folkow u. Mitarb. [12] ist durchaus möglich, daß diese verstärkten Blutdruckreaktionen unmittelbar sekundäre Gefäßveränderungen bewirken, die zu einem Anstieg des hohen Blutdrucks führen. Alternativ könnte die gesteigerte Sympathikusaktivität über verschiedene Mechanismen wie erhöhte Katecholaminproduktion, Stimulation des Renin-Angiotensin-Aldosteron-Mechanismus oder erhöhte Natrium-Wasser-Retention eine weitere Hochdruckentwicklung begünstigen. Daß sich aus gesteigerter Sympathikusaktivität mit erhöhten Blutdruckreaktionen eine Hypertonie entwickelt, ist nach dem beschriebenen Querschnittsvergleich über die verschiedenen Hochdruckstadien naheliegend; ein Beweis ist natürlich nur durch eine Longitudinalstudie möglich.

Die Übertragbarkeit dieser psychophysiologischen Befunde und abgeleiteten Hypothesen beinhaltet, daß den Laboruntersuchungen entsprechende Blutdruckreaktionen auch auf psychosoziale Belastungen im Alltag auftreten und sich hieraus eine Hochdruckerkrankung enwickeln kann. Es kann kaum bestritten werden, daß entsprechend den Laboruntersuchungen auch alltägliche emotionale Belastungen Blutdruckreaktionen auslösen. Hierbei muß insbesondere an solche Belastungen gedacht werden, bei denen eine aktive Streßbewältigung möglich ist.

Wesentlich schwieriger erscheint der Nachweis einer durch einen chronischen psychosozialen Streßzustand hervorgerufenen Hochdruckerkrankung. Experimentell induziert werden kann ein chronischer Streßzustand natürlich nur im Tierversuch. In Untersuchungen an Mäusen, die in einen sozialen Konflikt mit anderen Mäusen gebracht wurden, konnte aber ein dauerhafter Blutdruckanstieg nachgewiesen werden [20, 21]. Auch bei spontanhypertensiven Ratten war unter einem chronischen mentalen Streßzustand ein dauerhaft stärkerer

Blutdruckanstieg nachweisbar als bei Kontrolltieren [25, 40]. Umgekehrt konnte im übrigen durch Entzug von Umweltreizen [3] oder sozialen Kontakten [17] die Entwicklung einer Hypertonie bei spontanhypertensiven Ratten aufgehalten werden.

Bei Untersuchungen am Menschen ist der Nachweis des Zusammenhanges zwischen psychosozialen Stimuli und Hochdruckentwicklung weit schwieriger. Die Bedeutung psychosozialer Belastungen für eine Hochdruckentwicklung geht aus Untersuchungen an Fluglotsen [6] hervor wie auch aus einer Untersuchung, die an Personen durchgeführt wurde, die ihren Arbeitsplatz verloren hatten [5]. Neben diesem beruflichen Streß ist auch an Belastungen durch Umweltreize wie chronische Lärmexposition zu denken. Hierzu konnte von unserer Arbeitsgruppe in der Bonner Lärmstudie eine höhere Prävalenz von Hypertonikern in einem Gebiet mit erhöhtem Straßenlärm gegenüber einem ruhigen Kontrollgebiet festgestellt werden [8, 9]. Schließlich sind in diesem Zusammenhang auch Studien zu nennen, in denen der Einfluß kultureller bzw. soziodemographischer Faktoren auf das Blutdruckverhalten untersucht wurde [7, 18, Übersichten bei 22, 28, 37].

Das Hauptproblem dieser Studien besteht darin, daß der Einfluß von Streß auf den Blutdruck duch Interdependenz mit anderen Faktoren wie Ernährung, Kochsalzkonsum usw. nur schwer evaluierbar ist. Hierdurch wird der Vorteil gegenüber Laboruntersuchungen, nämlich die Erfassung alltäglicher realer Belastung, nur allzu leicht wieder aufgehoben. Letztlich wird es nur durch eine prospektive epidemiologische Studie, bei der durch psychophysiologische Laboruntersuchungen das Streßpotential erfaßt wird, möglich sein, einen Beweis für den Einfluß von Streß auf die Hypertonieentwicklung zu erbringen.

Literatur

[1] Boyer, J. T., Fraser, J. R. E., Doyle, A. E.: The haemodynamic effects of cold immersion. Clin. Sci. **19** (1960) 539–550.

[2] Brod, J., Fencl, V., Hejl, Z., Jirka, J.: Circulatory changes underlying blood pressure elevation during acute emotional stress (mental arithmetic) in normotensive and hypertensive subjects. Clin. Sci **18** (1959) 269–279.

[3] Brody, M. J., Lais, L. T., Bhatnagar, R. K.: Development of hypertension in the spontaneously hypertensive rat (SHR). Inhibition by dark adaptation. Circ. Res. **7/8** (1973) Suppl. 4, 45.

[4] Bühler, F. R., Bolli, P., Hulthén, U. L. et al.: Alpha-adrenoceptors, adrenaline, and exaggerated vasoconstrictor response to stress in essential hypertension. Chest **83** (1983) (Suppl.) 304–306.

[5] Cassl, S. V., Cobb, S.: Blood pressure changes in men undergoing job loss: A preliminary report. Psychosom. Med. **32** (1970) 19–38.

[6] Cobb, S., Rose, R. M.: Hypertension, peptic ulcer and diabetes in air traffic controllers. JAMA **224** (1973) 489–492.

[7] Cruz-Coke, R., Etcheverry, R., Nagel, R.: Influence of migration on blood pressure of Easter Islanders. Lancet **1** (1964) 697–699.

[8] v. Eiff, A. W., Friedrich, G., Langewitz, W. et al.: Verkehrslärm und Hypertonie-Risiko. 2. Mitteilung. Münch. med. Wschr. **123** (1981) 420–424.

[9] v. Eiff, A. W., Friedrich, G., Neus, H.: Traffic noise, a factor in the pathogenesis of essential hypertension. Contrib. Nephrol. **30** (1982) 82–86.

[10] Engel, B. T., Bickford, A. F.: Response specifity: Stimulus-response and individual response specifity in essential hypertensives. Arch. Gen. Psychiat. **5** (1961) 478–489.

[11] Falkner, B., Onesti, G., Angelakos, E. T. et al.: Cardiovascular response to mental stress in normal adolescents with hypertensive parents. Hypertension **1** (1979) 23–30.

[12] Folkow, B., Hallbäck, M., Lundgren, Y. et al.: Importance of adaptive changes in vascular design for establishment of primary hypertension, studied in man and in spontaneously hypertensive rats. Circ. Res. **32/33**, Suppl. 1, (1973) 2–13.

[13] Fredrikson, M., Dimberg, U., Frisk-Holmberg, M. et al.: Arterial blood pressure and general sympathetic activation in essential hypertension during stimulation. Acta Med. Scand. **217** (1985) 309–317.

[14] Graff, Ch., Baumann, R., Ziprian, H. et al.: Das Verhalten vegetativer und biochemischer Parameter bei essentiellen Hypertonikern während psychischer Streßsituationen. Dtsch. Gesundheitsw. **26** (1971) 6–11.

[15] Graham, J. D. P.: High blood pressure after battle. Lancet **1** (1945) 239–240.

[16] Greene, M. A., Boltax, A. J., Lustig, G. A. et al.: Circulatory dynamics during the cold pressor test. Am. J. Cardiol. **16** (1965) 54–60.

[17] Hallbäck, M.: Interaction between central neurogenic mechanisms and changes in cardiovascular design in primary hypertension. Acta Physiol. Scand. Suppl. **424** (1975) 1–59.

[18] Harburg, E., Erfurt, J. C., Hauenstein, L. S. et al.: Socio-ecological stress, suppressed hostility, skin color and black-white male blood pressure: Detroit. Psychosom. Med. **35** (1973) 276–295.

[19] Hastrup, J. L., Light, K. C., Obrist, P. A.: Parental hypertension and cardiovascular response to stress in healthy young adults. Psychophysiology **19** (1982) 615–622.

[20] Henry, J. P., Cassel, J. C.: Psychosocial factors in essential hypertension. Recent epidemiologic and animal experimental evidence. Amer. J. Epidem. **90** (1969) 171–200.

[21] Henry, J. P., Stephens, P. M.: Stress, health, and the social environment. Springer, New York 1977.

[22] Hodapp, V., Weyer, G.: Zur Streß-Hypothese der essentiellen Hypertonie. In: Vaitl, D. (Hrsg.): Essentielle Hypertonie. Psychologisch-medizinische Aspekte. Springer, Berlin-Heidelberg-New York 1982.

[23] Jern, S.: Psychological and hemodynamic factors in borderline hypertension. Acta Med. Scand. Suppl. 662 (1982).

[24] Jorgensen, R. S., Houston, B. K.: Family history of hypertension, gender, and cardiovascular reactivity and stereotypy during stress. J. Behav. Med. **4** (1981) 179–189.

[25] Lawler, J. E., Barker, G. F., Hubbard, J. W. et al.: Effects of stress on blood pressure and cardiac pathology in rats with borderline hypertension. Hypertension **3** (1981) 496–505.

[26] Lorimer, A. R., Macfarlane, P. W., Provan, G. et al.: Blood pressure and catecholamine responses to „stress" in normotensive and hypertensive subjects. Cardiovasc. Res. **5** (1971) 169–173.
[27] Manuck, S. B., Proietti, J. M.: Parental hypertension and cardiovascular response to cognitive and isometric challenge. Psychophysiology **18** (1982) 481–489.
[28] Marmot, M. G.; Psychosocial factors and blood pressure. Prev. Med. **14** (1985) 451–465.
[29] Nestel, P. J.: Blood-pressure and catecholamine excretion after mental stress in labile hypertension. Lancet **1** (1969) 692–694.
[30] Richter-Heinrich, E., Borys, M., Sprung, H. et al.: Psychophysiologische Reaktionsprofile von Hypo- und Hypertonikern. Dtsch. Gesundheitsw. **21** (1971) 1481–1489.
[31] Ruskin, A., Beard, O. W., Schaffer, R. L.: „Blast hypertension": Elevated arterial pressures in the victims of the Texas city disaster. Am. J. Med. **4** (1948) 228–236.
[32] Schulte, W., Neus, H.: Bedeutung von Streßreaktionen in der Hypertoniediagnostik. Herz/Kreislauf **11** (1979) 541–546.
[33] Schulte, W., Neus, H., v. Eiff, A. W.: Blutdruckreaktivität unter emotionalem Streß bei unkomplizierten Formen des Hochdrucks. Klin. Wochenschr. **59** (1981) 1243–1249.
[34] Schulte, W., Neus, H., Rüddel, H.: Zum Blutdruckverhalten unter emotionalem Streß bei Normotonikern mit familiärer Hypertonieanamnese. Med. Welt **32** (1981) 1135–1137.
[35] Schulte, W., v. Eiff, A. W.: The importance of cardiovascular reactivity to different types of stress for the development of hypertension. In: Steptoe, A., Rüddel, H., Neus, H. (eds): Clinical and methodological issues in cardiovascular psychophysiology. Springer, Berlin-Heidelberg-New York 1985.
[36] Shapiro, A. P., Moutsos, S. E., Krifcher, E.: Patterns of pressor response to noxious stimuli in normal, hypertensive, and diabetic subjects. J. Clin. Invest. **42** (1963) 1890–1898.
[37] Shapiro, A. P.: Behavioral and environmental aspects of hypertension. J. Human Stress **4** (1978) 9–17.
[38] Steptoe, A. Melville, D., Ross, A.: Behavioral response demands, cardiovascular reactivity, and essential hypertension. Psychosom. Med. **46** (1984) 33–48.
[39] Sullivan, P. A., Procci, W. R., de Quattro, V. et al.: Anger, anxiety, guilt and increased basal and stress-induced neurogenic tone: causes or effects in primary hypertension? Clin. Sci. **61** (1981) 389s–392s.
[40] Yamori, Y., Matsumoto, M., Yamabe, H. et al.: Augmentation of spontaneous hypertension by chronic stress in rats. Jap. Circ. J. **33** (1969) 399–409.

Arterielle Hypertonie und soziale Faktoren

H. Hoffmeister

1 Soziale Faktoren und Gesundheit

Die soziale Umwelt, wenn auch unscharf definiert und wegen ihrer vielen Ausprägungen schwierig zu erfassen, bestimmt ohne Zweifel zu wesentlichen Teilen unser Lebensgefühl oder mit den Worten der WHO das „psychische und soziale Wohlbefinden". Soziale Dimensionen wie Glück, Zufriedenheit, Geborgenheit, Lust, Zielorientiertheit oder deren jeweiliges Gegenteil sind also die entscheidenden subjektiven Größen für die Lebensqualität. In reichen Ländern beschäftigen sich die Sozialwissenschaftler voller Hingabe und voller Erwartungen mit der sozialen Seite menschlichen Seins, man erforscht die soziale Welt, findet Erklärungen für soziale Phänomene, muß sie verwerfen wegen neuer Erkenntnisse und gewinnt langsam ein Bild über Art, Qualität und Wirkungsweise sozialer Merkmale und Faktoren.

Dies alles ist möglich, weil der Kampf mit der natürlichen Umwelt um das tägliche Überleben, der über lange Zeiten der Menschheitsentwicklung alle Kraft gefordert hat, für die Menschen in den entwickelten Ländern gewonnen zu sein scheint. Kälte, Hitze, Sturm, Überflutungen, Nahrungsbeschaffung, Angreifer auf Leib und Leben – vom menschlichen Feind bis zum Virus –, alle diese natürlichen Gefahren haben wir offenbar im Griff mit Hilfe von Zivilisation und Technik. Rückschläge in Einzelbereichen ändern diese Situation höchstens zeitweilig und punktuell (z. B. Aids).

Es ist nur natürlich, daß die Sozialwissenschaften auch danach fragen, wie weit das physische Wohlbefinden von sozialen Bedingungen abhängig ist. Werden die noch nicht beherrschbaren, chronischen Krankheiten in den entwikkelten Gesellschaften, werden Krankheiten des Herzens und des Kreislaufs, Krebs, chronische Krankheiten der Atemwege, der Verdauungsorgane, des Stütz- und Bewegungsapparates verursacht oder zumindest mitverursacht von bestimmten sozialen Faktoren? Heißen sie zu Recht Zivilisationskrankheiten?

Die Ergebnisse der Forschung über Zusammenhänge zwischen somatischen Krankheiten oder deren Risikofaktoren auf der einen Seite und sozialen Faktoren auf der anderen Seite sind bisher widersprüchlich. Am Beispiel des Themas „Blutdruck und soziale Faktoren" kann aber gezeigt werden, daß die vorhandenen Kontroversen über die Beteiligung sozialer Faktoren an der Entstehung der Bluthochdruckkrankheit sich weitgehend auflösen lassen. Aus der Sicht der

Epidemiologie und auch mit ihren Methoden kann gezeigt werden, daß der fachliche Streit im wesentlichen zu einer Definitionsfrage zusammenschrumpft, wenn die Erkenntnisse genauer analysiert werden.

2 Erklärende Faktoren für Bluthochdruck

Aus epidemiologischen Bevölkerungsstudien der letzten 30 Jahre haben sich die Faktoren herauskristallisiert, die in vielen Ländern, in verschiedenen Kulturen, in Schichten und Gruppen der Bevölkerung jeweils einen mehr oder weniger starken Zusammenhang mit dem Blutdruck aufweisen. Darunter sind in großer Zahl auch soziale Faktoren.

In Tabelle 1 sind die für die essentielle Hypertonie wichtigen und häufig untersuchten biologischen und sozialen Faktoren aufgelistet [1, 2, 3]. Das Körpergewicht und die aus Körpergewicht und Körpergröße gebildeten Indices tragen bekanntermaßen besonders viel zur Erklärung von Bluthochdruck bei, ebenso korrelieren Alter und Geschlecht stark mit der Höhe des Blutdrucks [4, 5]. Umstritten ist die Rolle des Kochsalzes, mehrere größere Studien zeigen aber den ungünstigen Einfluß, den hoher Kochsalzverzehr auf den Blutdruck hat [6].

Es ist einleuchtend, daß Faktoren aus beiden Gruppen nicht nur einseitig und direkt etwas mit dem Blutdruck zu tun haben. Vielmehr bedingen manche

Tabelle 1 Blutdruck und korrelierende Merkmale/Parameter

Biologische Faktoren	Soziokulturelle Faktoren
Körpergewicht/Body Mass Index	Soziale Schicht
Alter	Soziale Lage
Geschlecht	Sozialer Status
Pulsrate	Status Inkongruenz
Hämatokrit	Streß/Streßbewältigung
Serum-Adrenalin	Lärm
Serum-Noradrenalin	Stadt-/Land-Leben
Pulse Working Capacity (PWC)	Körperliche Aktivität
Erbanlagen	Belastung im Arbeitsleben
	Zeitdruck
	Konkurrenz-Situation
	Zerstörte soziale Ordnung
	Typ A/Typ B-Verhalten
	Ernährungsgewohnheiten
	Kochsalz-Konsum
	Alkohol-Konsum
	Rauchen
	Medikamente

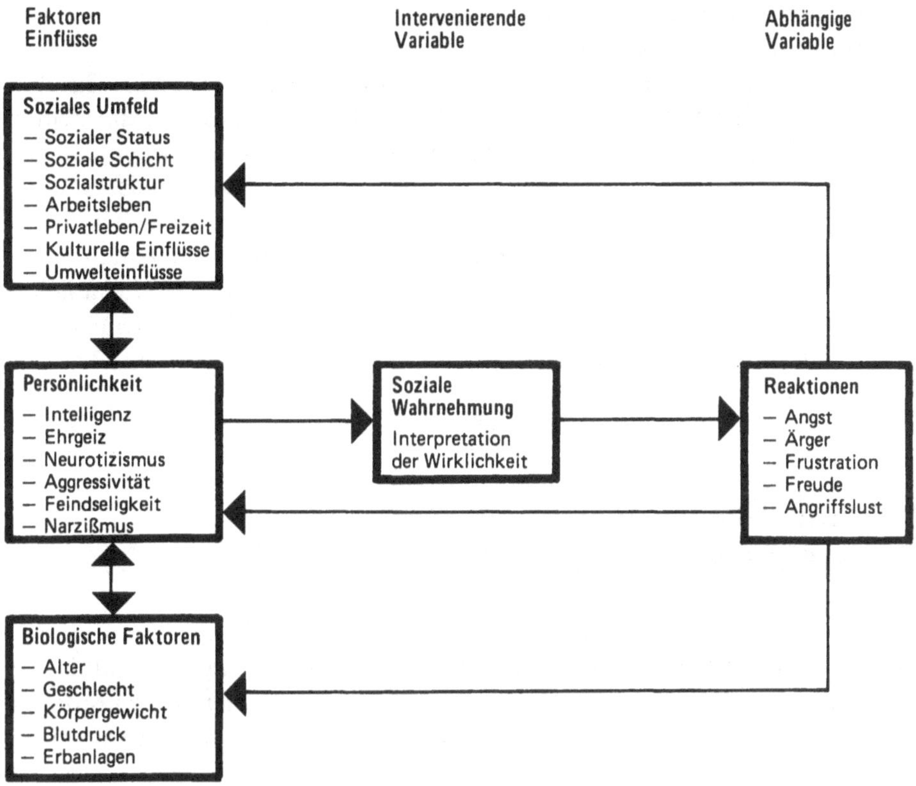

Abb. 1 Bluthochdruck: Ursachen und Wirkungen

der Faktoren sich auch gegenseitig oder beeinflussen sich gegenseitig oder sind über dritte, unbekannte oder bekannte Größen miteinander verbunden. So ist Übergewicht weitgehend eine Folge von überkalorischer Ernährung und hohem Alkoholkonsum, gepaart mit zu wenig Bewegung. In unserer Gesellschaft neigen besonders Menschen aus der sozialen Unterschicht dazu, zuviel zu essen und zu trinken und sich zuwenig zu bewegen. Folgerichtig findet sich Übergewicht und dadurch verursacht Bluthochdruck vermehrt in der sozialen Unterschicht. Ähnliche Argumentationsketten gibt es auch für die anderen Faktoren, z. B. für Streß, Lärm, Zeitdruck, Belastung im Arbeits- und Privatleben auf der einen Seite sowie Adrenalin-/Noradrenalinausschüttung, Pulsrate und Blutdruck auf der anderen Seite.

Offen bleibt bei solchen Betrachtungen, wo die Gründe für das ungesundere Verhalten oder für die stärkeren Belastungen in den jeweils betroffenen Gruppen liegen. Das Geflecht von Ursachen und Wirkungen ist kompliziert und wissenschaftlich weitgehend noch im Dunkeln. Für das Blutdruckgeschehen könnte ein qualitativ erklärendes Schema so aussehen, wie in Abbildung 1 dargestellt: neben den biologischen und sozialen Faktoren bestimmen Persönlichkeitsmerkmale und die davon ausgehende „soziale Wahrnehmung“ das Zusammenspiel aller Faktoren und Merkmale.

Eine entscheidende Forschungsfrage im Blutdruckbereich ist, ob die Zugehörigkeit zu einer sozialen Schicht, ob der soziale Status, ob psychosozialer Streß nur ausdrücken, daß es sich um verschiedene Gruppen von Menschen handelt, bei denen Übergewicht unterschiedlich häufig vorkommt oder von denen Streß unterschiedlich gut verkraftet wird, dies jeweils aufgrund persönlicher Eigenschaften und Lebensweise. Die Wissenschaft spricht dann von „latenten Variablen“, die sich hinter den sozialen Faktoren verbergen und den eigentlichen Einfluß auf den Blutdruck ausüben. Verbirgt sich etwa hinter der sozialen Schicht nur der Faktor Übergewicht, wenn es um deren Einfluß auf den Blutdruck geht?

3 Soziale Schicht und Blutdruck in der Bundesrepublik

Wir haben an eigenen epidemiologischen Daten geprüft, ob in der Bundesrepublik die vorwiegend aus US-Studien bekannten Zuammenhänge des Blutdrucks mit sozialen Faktoren überhaupt zu erkennen und von gleicher Größenordnung wie in den internationalen Arbeiten beschrieben sind. Einige Ergebnisse werden nachfolgend vorgestellt.

Als Indikatoren der sozialen Schicht und des sozialen Status werden im allgemeinen der Schulabschluß, die berufliche Situation und das Einkommen bewertet. In Abbildung 2 ist dargestellt, wie weit die mittleren systolischen Blutdruckwerte von Gruppen mit unterschiedlicher Schulbildung abweichen vom Mittelwert der zugrundeliegenden Gesamtbevölkerung. Es handelt sich um Daten der Deutschen Herz-Kreislauf-Präventionsstudie (DHP) [7 – 10]. Obwohl die absoluten Unterschiede gering sind, liegt der systolische Mittelwert umso niedriger, je höher der erreichte Schulabschluß ist. Der Alters- und Geschlechtseinfluß wurde hier und in den nächsten Abbildungen jeweils rechnerisch ausgeglichen.

Nicht erkennbar ist der für den systolischen Blutdruck aufgezeigte Trend beim diastolischen Blutdruck. Es kann vermutet werden, daß die systematischen Einflüsse auf den diastolischen Blutdruck, die vom Schulabschluß ausgehen, so gering sind, daß sie im Rauschen der diastolischen Blutdruckwerte untergehen.

Wenn allerdings die unterschiedliche Verteilung von Übergewicht in den Schulabschlußgruppen nun noch zusätzlich berücksichtigt wird, verschwindet der Einfluß des Bildungsgrades auch beim systolischen Blutdruck. Schulbildung hat also nur indirekt etwas mit dem Blutdruck zu tun. Ähnliche Ergebnisse sind aus neueren Studien in den USA bekannt. In den früheren Untersuchungen über Sozialfaktoren und Blutdruck wurde das Körpergewicht als verfälschender

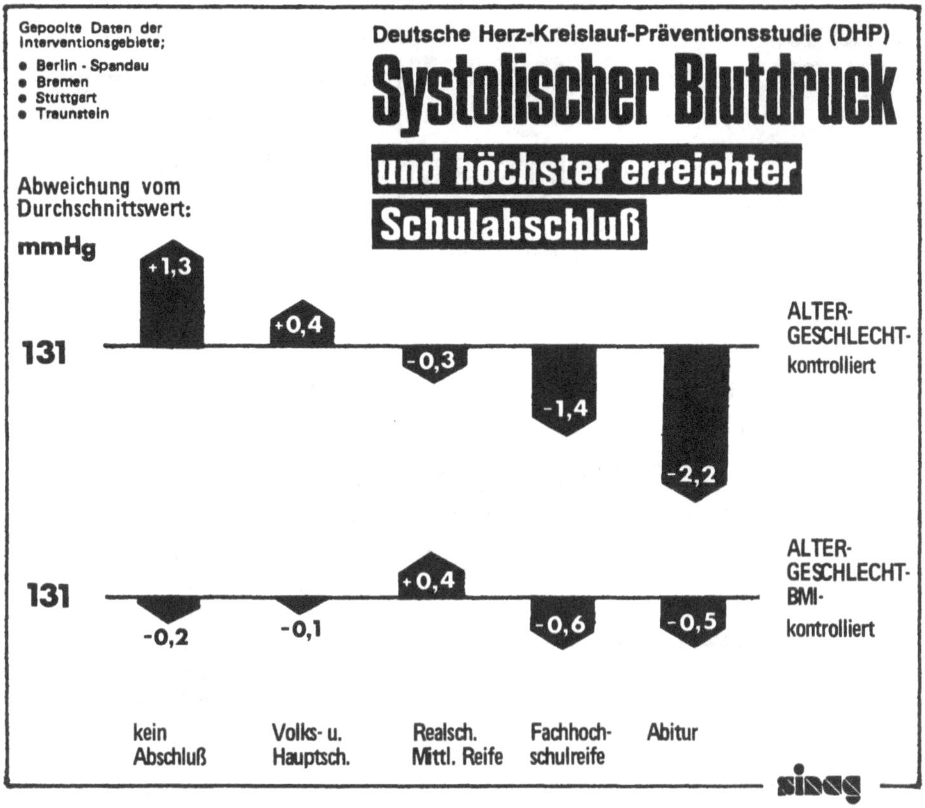

Abb. 2

Faktor nicht berücksichtigt. Dadurch entstehen Scheinzusammenhänge zwischen Blutdruck und sozialen Faktoren [4, 10].

In Abbildung 3 sind die Mittelwerte des systolischen Blutdrucks für verschiedene Berufsgruppen in der Bundesrepublik aufgeführt. Wie erwartet haben Arbeiter besonders hohe Werte und Selbständige die niedrigsten Werte. Angestellte und Beamte gruppieren sich dazwischen. Die Beziehung bleibt erhalten, wenn die Verteilung des Körpergewichts in den Gruppen berücksichtigt wird. Die absoluten Unterschiede zwischen der Gruppe mit den höchsten und der der niedrigsten Mittelwerte betragen auch immerhin 8 mm Hg.

Auffällig ist der besonders niedrige systolische Mittelwert der selbständigen Landwirte. Für japanische Farmer auf Hawaii wurde kürzlich das gleiche festgestellt [4]. Es liegt nahe, hinter diesem Phänomen „latente Variable" zu vermuten. Es könnte z. B. sein, daß die große Unabhängigkeit der Landwirte den Streß klein hält und damit für niedrigen Blutdruck sorgt. Es wäre aber auch möglich, daß körperliche Aktivität dafür verantwortlich ist: Bei Landwirten dürfte die körperlich anstrengende Arbeit stärker als in allen anderen

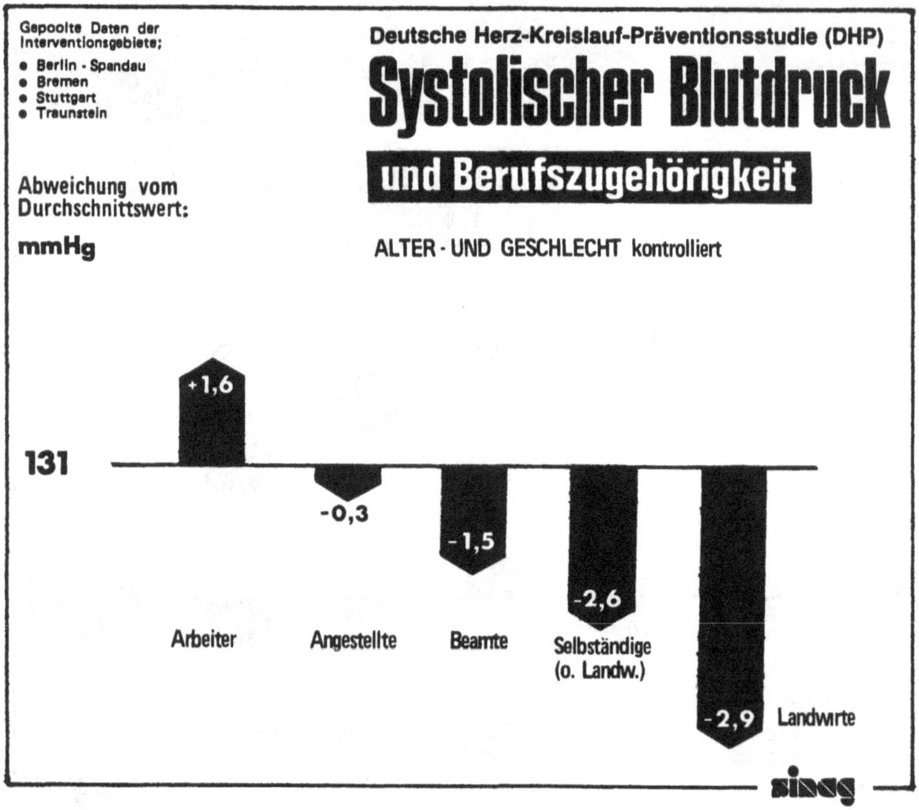

Abb. 3

der hier aufgeführten Berufsgruppen zum täglichen Leben gehören. Beide Hypothesen wären zu prüfen. Für die körperliche Aktivität wurde das getan:

Wie stark der Einfluß von körperlicher Aktivität auf den Blutdruck ist, geht aus Abbildung 4 hervor. Gruppen von Menschen, die laut eigener Angabe keinen Sport treiben, haben einen über dem allgemeinen Bevölkerungsmittel liegenden systolischen und auch diastolischen Blutdruck. Mehrere Stunden Sport/Woche führt demgegenüber zu günstigeren Blutdruckwerten. Aber auch hier gilt: Ob die soziokulturelle Variable „Sporttreiben" einen eigenständigen Beitrag zur Senkung des Blutdrucks leistet, muß durch multivariate Rechnungen geklärt werden. Schließlich könnten ja wiederum unter den Nichtsportlern mehr Übergewichtige zu finden sein als unter den Sportlern. Tatsächlich bleibt der günstige Einfluß des Sports auf den Blutdruck bestehen, wenn Gewichtseinflüsse eliminiert werden, er wird nur kleiner.

Ein weiterer wichtiger sozialer Faktor ist das Einkommen. Wenn das monatliche Einkommen für die DHP-Probanden nach steigenden Beträgen geordnet wird, ergibt sich allerdings ein bisher unerklärliches Bild (Abb. 5). Zwar scheint der mittlere systolische Blutdruck am höchsten in den niedrigsten Einkommens-

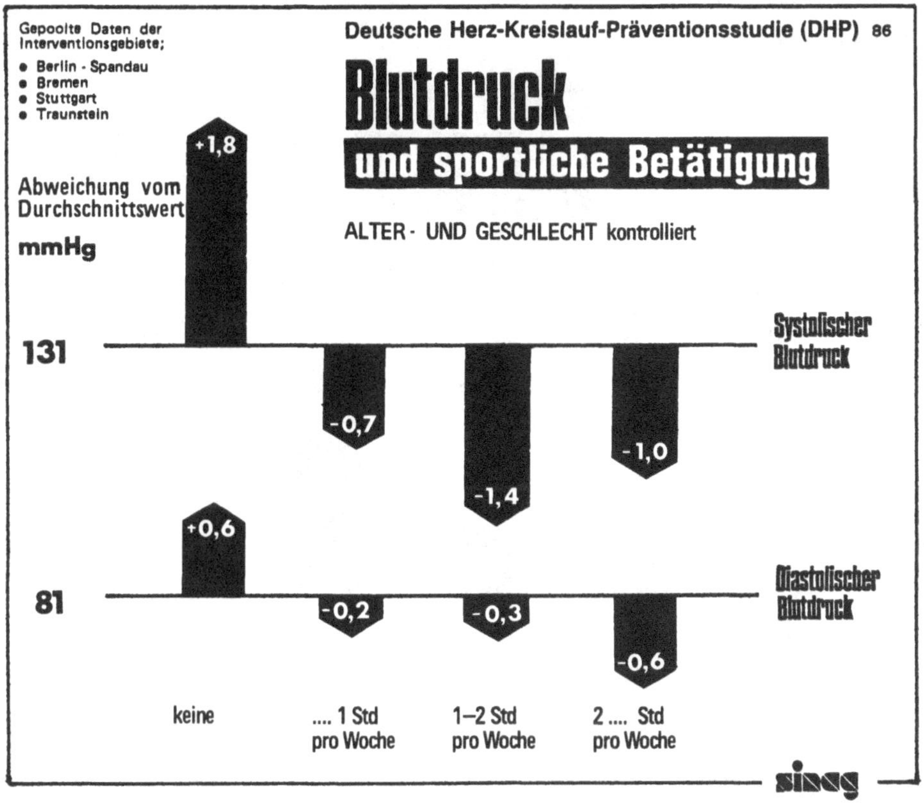

Abb. 4

gruppen zu sein und kontinuierlich abzufallen mit steigendem Einkommen. Der diastolische Blutdruck bewegt sich aber nahezu entgegengesetzt. Über die Bedeutung dieses merkwürdigen Phänomens sollte nicht zuviel gerätselt werden: Die kleiner werdende Amplitude des Blutdrucks ist ein Scheinphänomen, die Beziehung verschwindet weitgehend, wenn die unterschiedliche Verteilung der Körpergewichte in den Einkommensgruppen ausgeglichen wird.

Eine interessante soziale Dimension beschreibt die Bortnerskala. Hier bildet die ehrgeizige, extrovertierte, hohe Anforderungen an sich stellende Persönlichkeit das eine Extrem der Skala, entgegengesetzte Eigenschaften besitzt der Persönlichkeitstyp, der sich am anderen Ende der Skala einordnet: Er ist ausgeglichen, zufrieden, reagiert lässiger auf Belastungen, setzt sich nicht selbst unter Streß. Mit der Bortnerskala werden Verhaltensweisen gemessen, die in etwa dem sogenannten Typ A-/Typ B-Verhalten entsprechen. Die Typ A-/Typ B-Skalen wurden von Roseman und Friedman in den USA entwickelt [11].

Wie Abbildung 6 erkennen läßt, haben Menschen, die sich als besonders ehrgeizig einordnen, den höchsten systolischen Blutdruck und umgekehrt. Die Deutung solcher Beobachtungen ist nicht einfach. Hier wie bei anderen sozialen

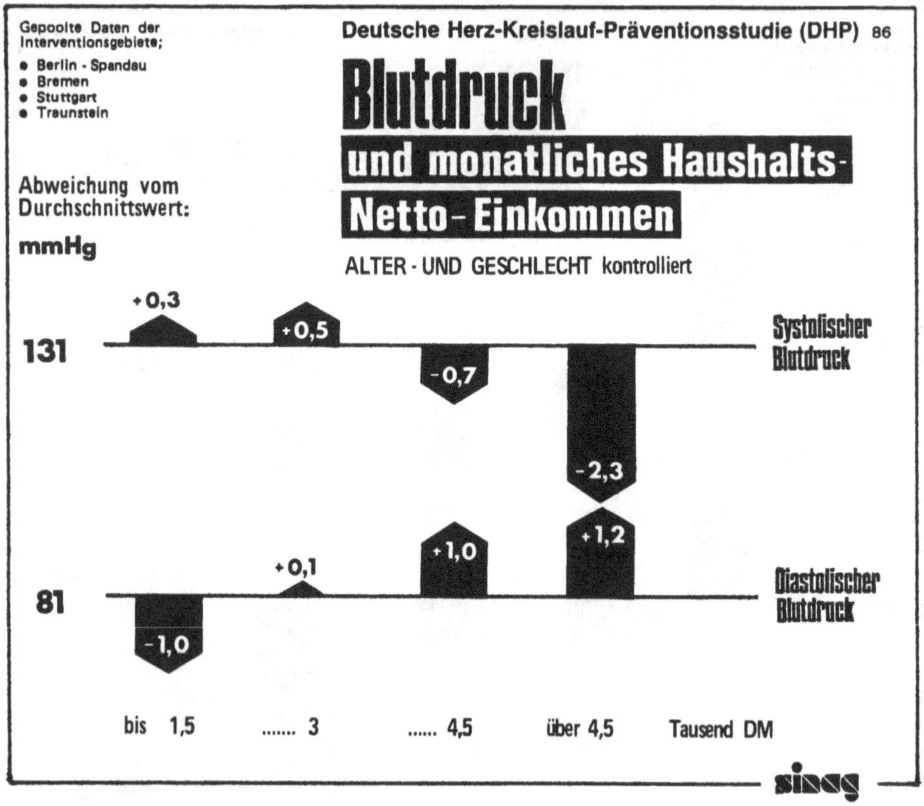

Abb. 5

oder psychosozialen Charakteristika ist zu fragen, ob der Ehrgeiz den Blutdruck in die Höhe bringt oder aber der – vielleicht aus erblichen Gründen – Typ A-Mensch höheren Blutdruck und andere biologischen Eigenschaften besitzt, die ihn aktiver sein lassen.

4 Weitere soziale Faktoren und Blutdruck

Unberührt von den Betrachtungen darüber, was als Ursache, was als versteckte Ursache oder was als Folge bei den Beziehungen zwischen Blutdruck und sozialen Faktoren anzusehen ist, bleibt natürlich die Tatsache bestehen, daß Menschen einem umso höheren Risiko für Herz-Kreislaufkrankheiten ausgesetzt sind, je höher ihr Blutdruck ist. Dies Risiko kann erheblich gesenkt werden, wenn der Bluthochdruck rechtzeitig erkannt und konsequent behandelt wird. Die Verhütung vieler Herzinfarkte, Schlaganfälle und plötzlicher Herztode durch eine intensive medikamentöse Behandlung und Führung von Bluthochdruck-Kranken konnte in mehreren epidemiologischen Studien eindrucks-

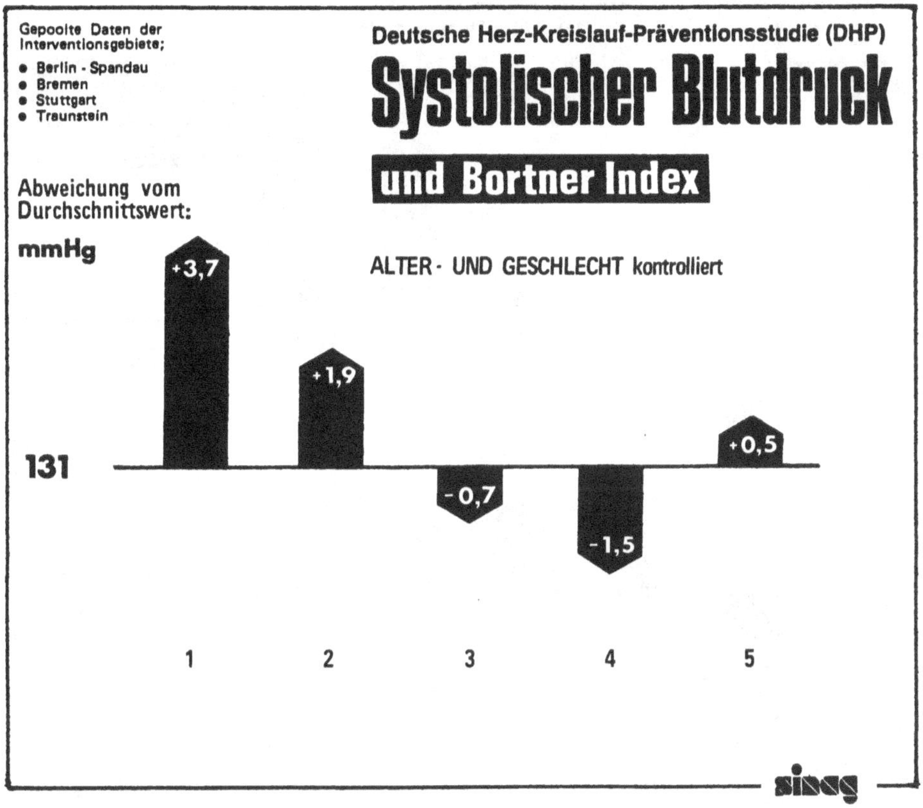

Abb. 6

voll gezeigt werden (HDFP [Hypertension Detection and Follow Up Program in den USA]; Australische Bluthochdruckstudie [12, 13]).

Soziale Faktoren spielen durchaus eine Rolle dabei, ob Bluthochdruck-Kranke in einer Bevölkerung unerkannt bleiben, ob die Menschen rechtzeitig den Weg zum Arzt finden und wie weit ärztliche Ratschläge befolgt werden. Abbildung 7 zeigt z. B. anschaulich, daß die Probanden der DHP, die kurz vor unserer Untersuchung in ärztlicher Behandlung waren, im Mittel niedrigere Blutdruckwerte hatten als solche, die teilweise jahrelang keinen Arzt gesehen hatten. Hinter diesen Daten versteckt sich vermutlich das größere oder kleinere Gesundheitsbewußtsein von Probanden und die mehr oder weniger intensive Behandlung der in den Gruppen vorhandenen Bluthochdruck-Kranken.

Aus dem nationalen Gesundheitssurvey der DHP [8] wissen wir jetzt zum erstenmal, wie häufig Bluthochdruck in der Bundesrepublik vorkommt. Unter dem Gesichtspunkt „soziale Faktoren" ist es interessant, die für die bundesdeutsche Bevölkerung repräsentativen Daten mit Daten aus städtischen und ländlichen Gebieten sowie aus dem norddeutschen und süddeutschen Raum zu vergleichen. Die nächsten Abbildungen (Abb. 8–11) zeigen die Medianwerte

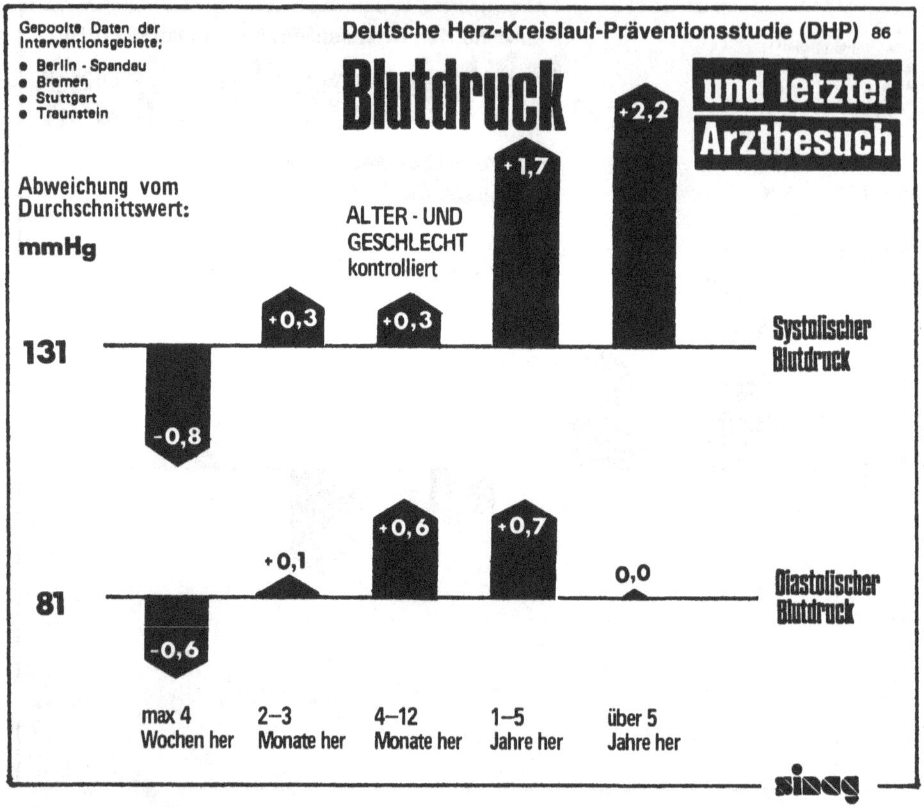

Abb. 7

des diastolischen und systolischen Blutdrucks für die bundesdeutsche Bevölkerung und im Vergleich dazu für vier Interventionsregionen der DHP. Die Bevölkerung des Landkreises Traunstein hat praktisch in allen Altersgruppen die niedrigsten diastolischen und systolischen Bludruckwerte. Die diastolischen Werte liegen 4 bis 8 mm Hg, die systolischen 6 bis 10 mm Hg unter den nationalen Medianwerten. Die Großstadtbevölkerungen aus Stuttgart, Bremen und Berlin-Spandau haben dagegen durchweg höhere Blutdruckwerte als die deutsche Durchschnittsbevölkerung.

Die eigenen Forschungsergebnisse und neuere internationale Untersuchungen zum Thema Blutdruck und soziale Faktoren führen zu folgendem Fazit:

1. Soziale Schicht, sozioökonomischer Status und andere Faktoren dieses Typs korrelieren mit dem Blutdruck. Die Korrelation verschwindet aber oft allein dadurch, daß die Unterschiede bei den Körpergewichten berücksichtigt werden. Diese Faktoren bedeuten offenbar nur, daß die verschiedenen sozialen Gruppen ein unterschiedliches Gesundheitsverhalten haben. Das trifft besonders für die Ernährung zu.

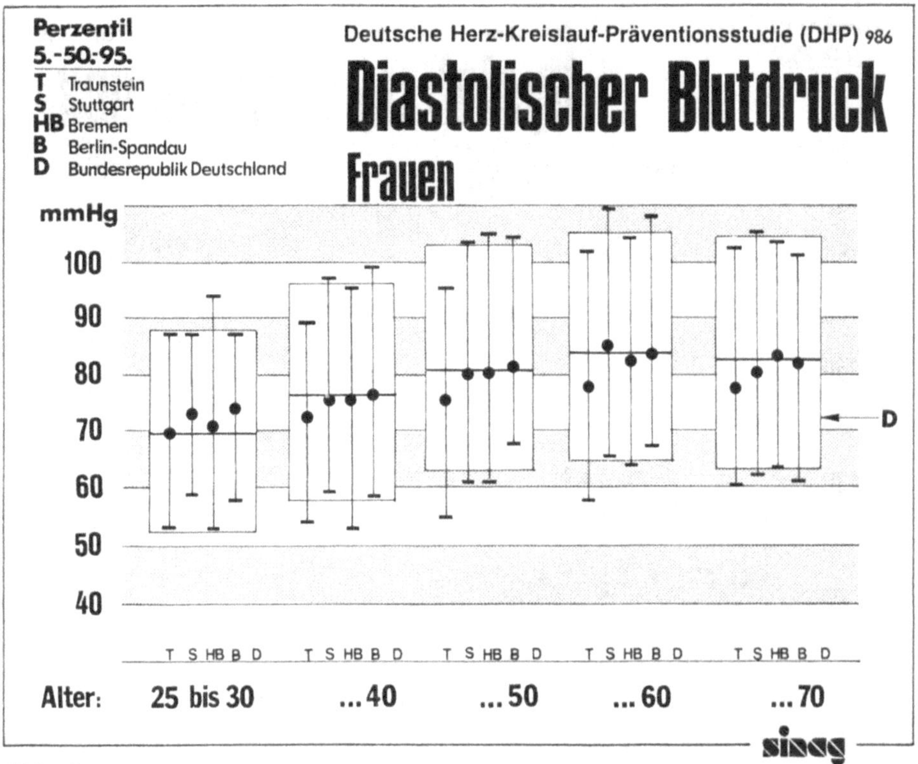
Perzentil
5.-50.-95.
T Traunstein
S Stuttgart
HB Bremen
B Berlin-Spandau
D Bundesrepublik Deutschland
Deutsche Herz-Kreislauf-Präventionsstudie (DHP) 986
Diastolischer Blutdruck
Frauen
mmHg
100
90
80
70
60
50
40
D
T S HB B D
Alter: 25 bis 30
...40
...50
...60
...70
sinag

Abb. 8

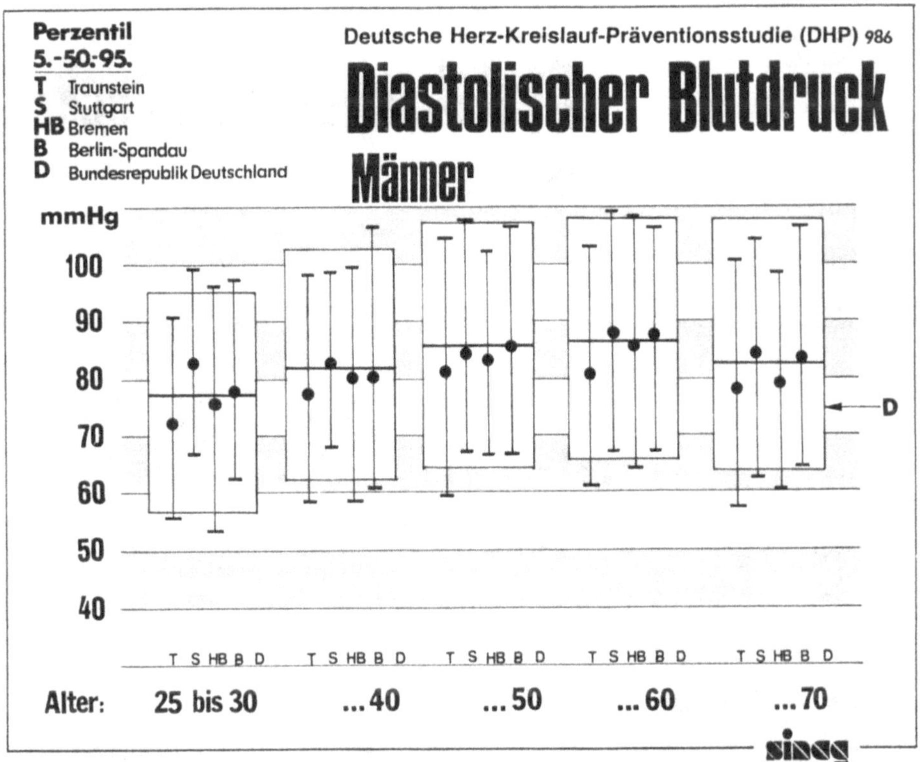
Perzentil
5.-50.-95.
T Traunstein
S Stuttgart
HB Bremen
B Berlin-Spandau
D Bundesrepublik Deutschland
Deutsche Herz-Kreislauf-Präventionsstudie (DHP) 986
Diastolischer Blutdruck
Männer
mmHg
100
90
80
70
60
50
40
D
T S HB B D
Alter: 25 bis 30
...40
...50
...60
...70
sinag

Abb. 9

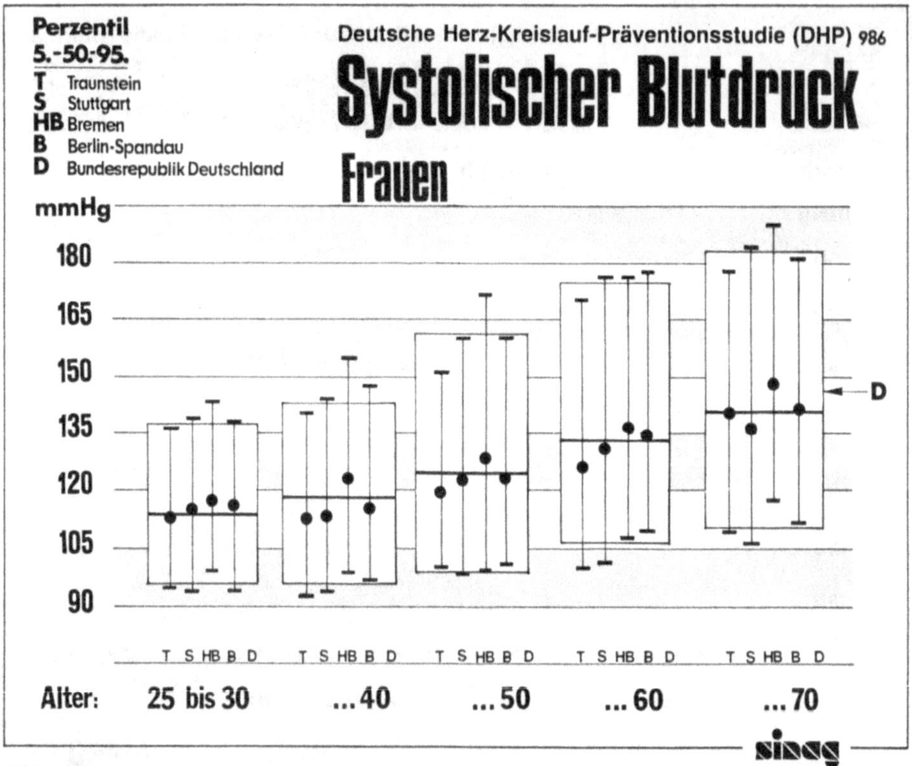
Perzentil
5.-50.-95.
T Traunstein
S Stuttgart
HB Bremen
B Berlin-Spandau
D Bundesrepublik Deutschland
Deutsche Herz-Kreislauf-Präventionsstudie (DHP) 986
Systolischer Blutdruck
Frauen
mmHg
180
165
150
135
120
105
90
D
T S HB B D
Alter: 25 bis 30 ...40 ...50 ...60 ...70
sinag

Abb. 10

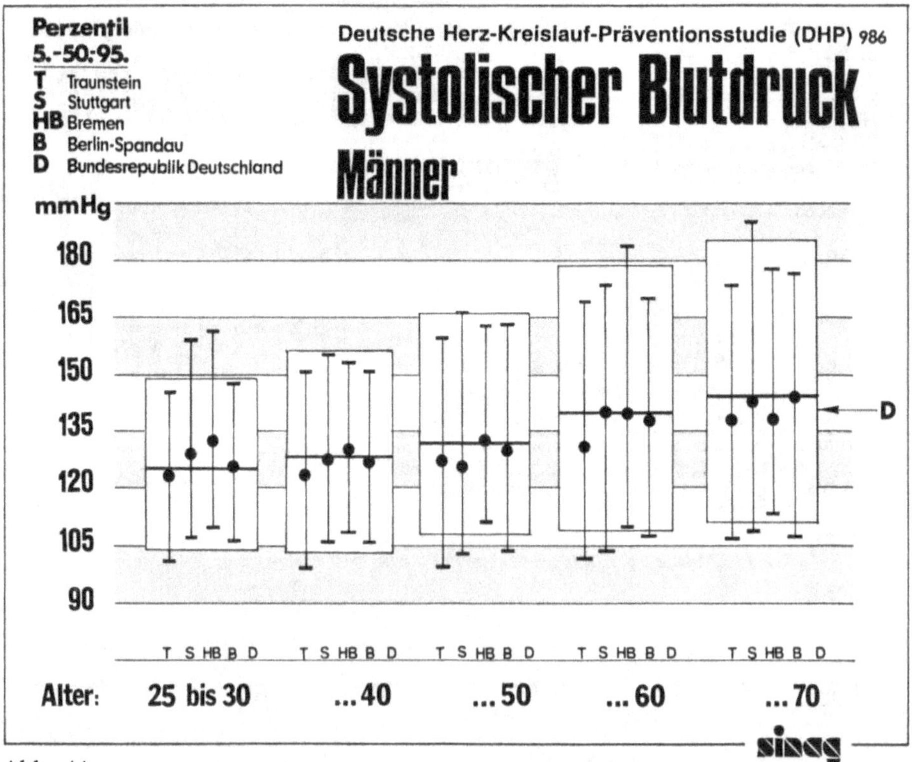
Perzentil
5.-50.-95.
T Traunstein
S Stuttgart
HB Bremen
B Berlin-Spandau
D Bundesrepublik Deutschland
Deutsche Herz-Kreislauf-Präventionsstudie (DHP) 986
Systolischer Blutdruck
Männer
mmHg
180
165
150
135
120
105
90
D
T S HB B D
Alter: 25 bis 30 ...40 ...50 ...60 ...70
sinag

Abb. 11

2. Streß und damit zusammenhängende soziale Dimensionen üben durchgängig akuten Einfluß auf den Blutdruck aus. Langfristige und irreversible Veränderungen des Blutdrucks durch solche Faktoren (z. B. Lärm, Zeitdruck) wurden bisher nicht bewiesen.
3. Regelmäßiger Sport führt zur dauerhaften Senkung des Blutdrucks und wirkt auch im Sinne einer Bewältigung von Streß/psychischen Belastungen.
4. Eine Verminderung des Risikos durch essentiellen Bluthochdruck ist am wirksamsten zu erreichen durch Abbau von Übergewicht und eine kontrollierte medikamentöse Behandlung im Fall von ausgeprägtem Bluthochdruck. Allgemein anwendbare Maßnahmen zur Senkung des Blutdrucks durch Veränderung von sozialen Faktoren sind nicht bekannt geworden.

Literatur

[1] Laaser, U., Strasser, Th. (Hrsg.): 1. Nationale Blutdruck-Konferenz. Blutdruckkontrolle, Ergebnisse und Erfahrungen. pmi-Verlag, Frankfurt 1985.

[2] Heyden, S.: Risikofaktoren für das Herz. Ergebnisse und Konsequenzen der post-Framingham-Studien. Studienreihe Boehringer Mannheim, 1975.

[3] Shekelle, R.: Psychosocial factors and high blood pressure. Cardiovasc. Med. **4** (1979) 1249.

[4] Reed, D., McGee, D., Yano, K.: Biological and social correlates of blood pressure among Japanese men in Hawaii. Hypertension **4** (1982) 406.

[5] Stamler, J., Berkson, D., Dyer, A. et al.: Relationship of multiple variables to blood pressure – findings from four Chicago epidemiologic studies. In: Epidemiology and Control of Hypertension. O. Paul (Ed.). Stratton Intercontinental medical book corporation, New York 1975, S. 307.

[6] Intersalt Cooperation Research Group: Intersalt study, an international cooperative study on the relation of blood pressure to electrolyte excreation in population; design and methods. J. Hypertension **4/6** (1986) 781.

[7] Hoffmeister, H.: Deutsche Herz-Kreislauf-Präventionsstudie. Der Kassenarzt **45** (1985) 41.

[8] Hoffmeister, H., Schön, D.: Umwelt und Gesundheit. Rheinisches Ärzteblatt **3** (1986) 106.

[9] Laaser, U.: Die Deutsche Herz-Kreislauf-Präventionsstudie: Das Modell einer kooperativen Prävention. In: Die koronaren Herzkrankheiten, eine Herausforderung an Gesellschaft und Politik. Halhuber, C., Trankner, K. (Hrsg.). Perimed-Verlag, Erlangen 1986, S. 212.

[10] Eyer, J.: Hypertension as a disease of modern society. Intern. J. of health services **5** (1975) 539.

[11] Jenkins, C. D.: Recent evidence supporting psychologic and social risk factors for coronary disease. N. Engl. J. Med. **294** (1976) 987–994, 1033–1038.

[12] Hypertension Detection and Follow-up Program Cooperative Group: Five-year findings of the Hypertension Detection and Follow-up Program. I. Reduction in mortality of persons with high blood pressure, including mild hypertension. J. amer. med. Assoc. **242** (1979) 2562–2571.

[13] Management Commitee: The Australian Therapeutic Trial in mild hypertension. Lancet **1** (1980) 1261–1267.

II Aktuelle Aspekte zur Behandlung der arteriellen Hypertonie

Arzneimittelinteraktionen bei der medikamentösen Hochdrucktherapie

K. H. Rahn

Die Hochdrucktherapie ist in den meisten Fällen eine Langzeitbehandlung. Dabei werden Antihypertensiva häufig mit anderen Medikamenten kombiniert. Es ist daher nicht überraschend, daß einige für die Arzneimitteltherapie wichtige Arzneimittelinteraktionen zwischen blutdrucksenkenden Medikamenten und anderen Arzneimitteln beschrieben worden sind. Im folgenden soll eine Zusammenfassung praktisch relevanter Arzneimittelwechselwirkungen, an denen Antihypertensiva beteiligt sind, gegeben werden [1].

Man kann die Arzneimittelinteraktionen einteilen in pharmakokinetische, pharmakodynamische und pharmazeutische Wechselwirkungen. Die pharmazeutischen Arzneimittelinteraktionen spielen sich beim Zusammenbringen mehrerer Medikamente vor der Verabreichung ab, beispielsweise beim Mischen mehrerer Pharmaka in Infusionslösungen. Sie sollen im folgenden nicht weiter besprochen werden. Pharmakodynamische Arzneimittelinteraktionen beruhen darauf, daß ein Medikament die Wirkungen eines anderen verstärkt oder abschwächt, ohne daß sich an der Kinetik etwas ändert. Sie sind in der Regel bei Kenntnis der Wirkungen der verschiedenen Arzneimittel vorhersagbar. So ist es ohne weiteres verständlich, daß Sympathomimetika, die den Blutdruck erhöhen, die hypotensive Wirkung von Antihypertensiva antagonisieren. Pharmakokinetische Arzneimittelinteraktionen beruhen auf der Beeinflussung der Kinetik eines Arzneimittels durch ein anderes Medikament. Sie sind meist nicht ohne weiteres vorherzusagen.

Es gibt einige Organe im menschlichen Organismus, in denen sich pharmakokinetische Arzneimittelwechselwirkungen bevorzugt abspielen. So kann bei oraler Verabreichung ein Medikament die Resorption eines anderen Pharmakons aus dem Magen-Darm-Trakt hemmen und dadurch dessen Wirkung abschwächen. In der Leber kann infolge Enzyminduktion oder Enzymhemmung durch ein Arzneimittel die Abbaugeschwindigkeit eines anderen Medikaments verändert werden. Viele Arzneimittel sind in starkem Maße an Plasmaproteine gebunden. Sie können durch andere Pharmaka aus dieser Bindung verdrängt werden, wodurch gelegentlich ihr Effekt erheblich zunimmt. In der Niere können Arzneimittel die Resorption, Exkretion und Diffusion anderer Substanzen im Tubulussystem verändern, wodurch Wirkungsdauer und Wirkungsstärke modifiziert werden können.

Pharmakodynamische Arzneimittelinteraktionen mit Auswirkung auf den blutdrucksenkenden Effekt von Antihypertensiva beruhen oft auf einem funktionellen Synergismus oder Antagonismus bei der Beeinflussung des Blutdrucks. Bereits erwähnt wurde der Antagonismus von Sympathomimetika gegen die hypotensive Wirkung von Antihypertensiva. Diuretika senken den Blutdruck von Hypertonikern. Außerdem schwächen sie die Flüssigkeitsretention ab, die bei Verabreichung vieler Antihypertensiva eintritt. Infolgedessen kommt es bei der Kombination von Diuretika mit anderen blutdrucksenkenden Mitteln zu einem verstärkten antihypertensiven Effekt. Carbenoxolon (Biogastrone®) schwächt infolge seines aldosteronähnlichen Effekts die Wirkung von Antihypertensiva ab. Auch orale Kontrazeptiva antagonisieren die Wirkung von blutdrucksenkenden Arzneimitteln. Auf der anderen Seite wird diese durch Vasodilatatoren, Phenothiazine und Fenfluramin (Ponderax®) verstärkt. Phenylbutazon (Butazolidin®) und verwandte Analgetika bewirken eine Retention von Natrium und Flüssigkeit, wodurch der Effekt gleichzeitig verabreichter Antihypertensiva abgeschwächt werden kann.

Einige Arzneimittelinteraktionen, an denen Antihypertensiva beteiligt sind, äußern sich in Stoffwechselveränderungen. So können Beta-Rezeptorenblocker den Einfluß von Antidiabetika auf den Blutzucker verstärken. Diese Wechselwirkung beruht auf einer Hemmung der Gegenregulation bei Absinken des Blutzuckers. Diazoxid (Hypertonalum®) antagonisiert infolge seines blutzuckersteigernden Effekts die Wirkung von Antidiabetika.

Einige pharmakokinetische Arzneimittelinteraktionen, von denen Hochdruckmittel betroffen sind, beruhen auf einer Beeinflussung von deren Verteilung im Organismus. So hemmen trizyklische Antidepressiva, beispielsweise Imipramin (Tofranil®), die Aufnahme von Guanethidin (Ismelin®) in sympathische Nervenendigungen. Dadurch wird der antihypertensive Effekt des Guanethidins abgeschwächt oder sogar ganz aufgehoben. In einer Studie wurde auch eine Verminderung der blutdrucksenkenden Wirkung von Clonidin (Catapresan®) durch das trizyklische Antidepressivum Desipramin (Pertofran®) beschrieben. In einer anderen Untersuchung wurde allerdings ein guter antihypertensiver Effekt von Clonidin gefunden bei Patienten, die gleichzeitig Imipramin oder Amitriptylin (Laroxyl®, Saroten®) erhalten hatten.

Entsprechend der großen Bedeutung, die Beta-Rezeptorenblocker in den letzten Jahren für die Behandlulng von Kreislaufkrankheiten gewonnen haben, ist intensiv nach Wechselwirkungen mit diesen Pharmaka gesucht worden. Die enterale Resorption von Propranolol (Dociton®) wird durch gleichzeitige Verabreichung von Aluminiumhydroxid (Aludrox®) vermindert. Die Bioverfügbarkeit von Propranolol nimmt bei gleichzeitiger Behandlung mit Cimetidin (Tagamet®) zu. Diese Wechselwirkung beruht offenbar auf einer Hemmung arzneimittelabbauender Enzyme in der Leber durch Cimetidin. In ähnlicher Weise hemmt Cimetidin auch die Bioverfügbarkeit von Metoprolol (Beloc®, Lopresor®). Durch gleichzeitige Behandlung mit Rifampicin (Rifa®) wird die

Bioverfügbarkeit oraler Metoprololdosen vermindert. Diese Wechselwirkung dürfte auf einer Induktion arzneimittelabbauender Enzyme in der Leber durch Rifampicin beruhen.

In letzter Zeit sind auch einige Arzneimittelinteraktionen bekannt geworden, an denen der Calciumantagonist Verapamil (Isoptin®) beteiligt ist. Verapamil erhöht bei gleichzeitiger Verabreichung von Digoxin (Lanicor®) die Plasmaspiegel des Herzglykosids, wodurch dessen Effekt verstärkt wird [2]. Infolgedessen kann es bei Verabreichung der üblichen therapeutischen Digoxindosen zusammen mit Verapamil zu Symptomen der Digoxinüberdosierung kommen. Bei oraler Verabreichung von Verapamil an Patienten, die zuvor mit Rifampicin behandelt worden waren, wurden auffallend niedrige Plasmaspiegel des Calciumantagonisten gefunden. [3]. Wahrscheinlich beruht dies auf einer Induktion arzneimittelabbauender Enzyme in der Leber durch Rifampicin. Infolge dieser Arzneimittelwechselwirkung kann der therapeutische Effekt des Calciumantagonisten abgeschwächt werden.

Diuretika können infolge der durch sie ausgelösten Hypokaliämie die Neigung zu Extrasystolie bei Verabreichung von Herzglykosiden erhöhen. Eine therapeutisch erwünschte Arzneimittelinteraktion ist die bereits erwähnte Verstärkung des blutdrucksenkenden Effekts von Antihypertensiva durch Diuretika. Analgetika, die zu einer Natriumretention führen, schwächen den natriuretischen Effekt von Diuretika ab. Die antagonistische Wirkung von Diuretika gegen Antidiabetika und Mittel gegen Gicht ist aufgrund des Nebenwirkungsspektrums ohne weiteres verständlich. Thiaziddiuretika und Furosemid (Lasix®) verstärken gelegentlich die Wirkung der Muskelrelaxantien Tubocurarin (Curarin®) und Gallamin (Flaxedil®). Das bei Hochdruckkrisen eingesetzte Diazoxid (Hypertonalum®) führt zu einem Anstieg des Blutzuckers. Dieser Effekt kann verständlicherweise durch Thiaziddiuretika verstärkt werden. Etacrynsäure (Hydromedin®) und Furosemid können die ototoxische Wirkung von Aminoglukosidantibiotika wie Gentamycin und Streptomycin erhöhen.

Diuretika sind gelegentlich auch an pharmakokinetischen Arzneimittelwechselwirkungen beteiligt. Infolge der durch die Diuretika verursachten Natriumverarmung wird Lithium langsamer eliminiert, und es kann zu einer Lithiumintoxikation kommen. Etacrynsäure kann orale Antikoagulantien aus der Plasmaeiweißbindung verdrängen. Es ist unklar, ob diese Wechselwirkung therapeutische Bedeutung hat.

Zusammenfassung

Die Hochdrucktherapie ist in den meisten Fällen eine chronische Behandlung. Antihypertensiva werden oft gleichzeitig mit einer ganzen Reihe von anderen Arzneimitteln gegeben. Es ist daher nicht überraschend, daß einige für die

Arzneimitteltherapie relevante Arzneimittelinteraktionen zwischen Antihypertensiva und anderen Medikamenten bekannt geworden sind.

Literatur

[1] Rahn, K. H., Kho, L., Wolters, H.: Arzneimittelinteraktionen bei der Behandlung mit Antihypertensiva. In: E. Noack, W. Ledwoch und A. Schrey „Arzneimittelinteraktionen", S. 319. Universitätsdruckerei und Verlag Dr. C. Wolf und Sohn, München 1983.

[2] Hamann, S. R., Blouin, R. A., McAllister, jr., R. G.: Clinical pharmacokinetics of verapamil. Clin. Pharmacokinet. **9** (1984) 26.

[3] Rahn, K. H., Mooy, J., Böhm, R. et al.: Reduction of bioavailability of verapamil by rifampin. N. Engl. J. Med. **312** (1985) 920.

Hochdruckbehandlung und Fahrtüchtigkeit

D. Harms

Einleitung

Ungefähr 30 Millionen Bundesbürger besitzen eine Fahrerlaubnis. An sie werden bei Teilnahme am Straßenverkehr hohe körperliche und geistige Anforderungen gestellt.

Im Interesse der Verkehrssicherheit ist die aktive Teilnahme am Straßenverkehr nur dem gestattet, der den körperlichen und geistigen Voraussetzungen entspricht. Dabei überläßt es der Gesetzgeber dem Verantwortungsbewußtsein jedes Verkehrsteilnehmers, durch kritische Selbstprüfung festzustellen, ob er unter den jeweils gegebenen Bedingungen noch am Straßenverkehr, insbesondere am motorisierten Straßenverkehr teilnehmen kann oder nicht. In vielen Fällen, besonders, wenn das subjektive Befinden nicht beeinträchtigt ist, kann der Kraftfahrer als medizinischer Laie seine Leistungsfähigkeit selbst nur schwer beurteilen und ist durch das Gesetz überfordert.

Ein Gutachten des Gemeinsamen Beirats für Verkehrsmedizin beim Bundesminister für Verkehr und beim Bundesminister für Jugend, Familie und Gesundheit [12] stellt fest, daß in Übereinstimmung mit dem Bundesverwaltungsgericht auch von den ärztlichen Sachverständigen die Überzeugung geteilt wird: „Wenn ein Kraftfahrer jederzeit unvorhersehbar und plötzlich in einen bewußtseinverändernden Zustand geraten kann und dadurch die Situationsübersicht verliert, so ist die von ihm ausgehende Gefahr bei der Dichte des modernen Massenverkehrs so groß, daß er von der Teilnahme am motorisierten Straßenverkehr ausgeschlosen werden muß".

Zur Hypertonie werden in diesem Gutachten folgende Leitsätze aufgestellt:

„Wer unter einem Bluthochdruck mit ständig zu messendem diastolischen Wert über 140 mm Hg leidet, ist zum Führen von Fahrzeugen aller Klassen ungeeignet".

„Die Eignung zum Führen von Kraftfahrzeugen aller Klassen ist nur bedingt gegeben bei einem Bluthochdruck mit ständig über 100 mm Hg liegenden diastolischen Werten, wenn keine krankhaften Urinbefunde, keine Linkshypertrophie des Herzens, keine Veränderungen des Augenhintergrunds vorliegen".

Zur Begründung wird ausgeführt:

„Bei einem Bluthochdruck mit ständigen diastolischen Werten von mehr als 140 mm Hg hat man es stets mit einem sehr schweren Krankheitsbild zu tun. Die Gefahren nehmen bereits jenseits 120 mm Hg für den diastolischen

Blutdruck schnell zu. Es kommt zu Netzhautblutungen, Überlastung des Herzmuskels mit der Gefahr des Herzversagens, und es steigt schließlich das Risiko für den Eintritt einer Hirnblutung. Jenseits 140 mm Hg für den diastolischen Blutdruckwert ist diese Gefahr so naheliegend, daß jede Teilnahme am motorisierten Straßenverkehr ausgeschlossen werden muß. Schon bei Blutdruckwerten jenseits 100 mm Hg häufen sich Blutungszwischenfälle, Kreislaufversagen, Niereninsuffizienzzeichen und Netzhautschäden, so daß eine regelmäßige ärztliche Überwachung dieser Kranken besonders dann sichergestellt sein muß, wenn sie als Kraftfahrer am Straßenverkehr teilnehmen oder als Fahrerlaubnisbewerber teilnehmen wollen".

Der unbehandelte hypertone Verkehrsteilnehmer stellt demnach eine Gefahr für sich und seine Umgebung dar, wenn krankheitsbedingt wichtige Kriterien wie Reaktions- und Konzentrationsvermögen gestört sind. Der behandelte hypertone Verkehrsteilnehmer kann eine Gefahr darstellen, wenn eine inadäquate medikamentöse Therapie durchgeführt wird.

Nach Schätzungen sitzen heute etwa 4,5 Millionen Hochdruckkranke am Steuer. Trotz intensiver Aufklärung werden auch heute noch nur etwa 25 % aller Bluthochdruckkranken ausreichend behandelt, ein Drittel gilt als unbehandelt, und etwa 30 % wissen um ihre Krankheit nicht [7].

Einfluß einzelner Antihypertensiva auf die Fahrtüchtigkeit

Der Einfluß der Antihypertensiva auf die Leistungsbedingungen eines Kraftfahrers wurde von der Wissenschaft bisher relativ wenig beachtet, obwohl die Bedeutung für die Fahrtüchtigkeit allein aus quantitativer Sicht enorm ist [10]. Die vorhandenen experimentellen Arbeiten zu Wirkungen von Antihypertensiva auf die Fahrtüchtigkeit zeichnen sich oft durch methodische Unzulänglichkeiten und durch mangelnde Übertragbarkeit auf die reale Verkehrssituation aus.

► **Saluretika.** Saluretika sind vor allem als Basistherapie beim älteren Hypertoniker indiziert. Störungen des Elektrolyt- und Säure-Basen-Haushaltes sind hier die wichtigsten Nebenwirkungen.Wird eine durch Saluretika ausgelöste Hypokaliämie mit Alkalose noch respiratorisch durch eine Streßhyperventilation verstärkt, können Herz-Rhythmusstörungen und auch tetaniforme Anfälle auftreten. Da eine antihypertensive Langzeittherapie mit Saluretika bei etwa jedem dritten Patienten zu einer Hypokaliämie führt, ist bei Beachtung eventuell hiervon ausgehender Nebenwirkungen eine Kombination mit einem kaliumsparenden Diuretikum sinnvoll bzw. sogar erforderlich.

Eine relevante Beeinträchtigung von kraftfahrspezifischen Eigenschaften wurde bisher nicht berichtet.

▶ **Beta-Rezeptorenblocker.** Die weitaus größte Anzahl der vorhandenen experimentellen Arbeiten zur Wirkung von Antihypertensiva auf die Fahrtüchtigkeit betreffen Beta-Blocker. Ein Grund besteht darin, daß experimentelle Studien zur Wirkung von Arzneimitteln auf das menschliche Leistungsvermögen erst in den letzten Jahren verstärkt betrieben werden und diese Entwicklung zeitlich zusammenfällt mit dem Aufkommen der Beta-Blocker.

Beta-Blocker sind vor allem für den kraftfahrzeugfahrenden Hypertoniker jüngeren und mittleren Alters bei leichten bis mittelschweren Formen indiziert.

Glaister [8] hat in einer Übersichtsarbeit 24 Studien über den Einfluß von Beta-Blockern auf die psychomotorische Leistungsfähigkeit des Menschen ausgewertet. 15 dieser Studien zeigten als Ergebnis keinen Einfluß auf eine weite Palette psychomotorischer Parameter, in 6 Studien wurde von einer Verbesserung der psychomotorischen Leistungsfähigkeit berichtet, während in nur 3 Studien eine Beeinträchtigung gefunden wurde. Schenk et al. [15] stellten fest, daß unter dem Einfluß eines hydrophilen Beta-Blockers eine Verbesserung der Vigilanz und ein leichter anxiolytischer Effekt auftrat. Es wurde kein negativer Einfluß auf Konzentrationsfähigkeit und Reaktionsfähigkeit gefunden.

In eigenen Arbeiten [9] wurde das Fehlen eines negativen Einflusses eines hydrophilen Beta-Blockers auf verschiedene Reaktionszeitmessungen in Gegensatz zu den Berichten anderer Autoren über negative psychomotorische Einflüsse bei Therapie mit einem lipophilen Beta-Blocker gesetzt. Diskutiert wird ein Zusammenhang zwischen dem unterschiedlichen Verhalten dieser Beta-Blocker-Typen bei der Penetration der Bluthirnschranke und dem unterschiedlichen Einfluß auf psychomotorische Parameter. Neil-Dwyer [13] stellte z. B. fest, daß lipophile Beta-Blocker die Bluthirnschranke leichter passieren als die hydrophilen Beta-Blocker.

Schmidt et al. [16] stellten fest, daß die kraftfahrwesentliche Leistung durch medikamentöse Therapie mit einem Betasympatholytikum mit einer ausgesprochenen intrinsic activity (ISA) in keiner Weise beeinträchtigt war. Das Ergebnis dieser Studie deutet darauf hin, daß die Informationsverarbeitung bei unbehandelten hochdruckkranken Autofahrern herabgesetzt ist.

In realen Fahrsituationen fanden Brendemühl et al. [3] keinen Einfluß auf die Fahrtüchtigkeit unter dem Einfluß eines hydrophilen Beta-Blockers.

Nur äußerst selten wird unter dem Einfluß bestimmter Beta-Blocker über verstärkte Müdigkeit geklagt, häufiger jedoch über Schlaflosigkeit und lebhafte Träume. Diese Symptome konnten jedoch in den meisten Fällen durch Wechsel des Präparates beseitigt werden [2].

Unter Beachtung der Kontra-Indikationen, wie Asthma bronchiale, AV-Blockierungen höheren Grades und Herzinsuffizienz stellen die Beta-Rezeptoren-Blocker eine der nebenwirkungsärmsten Therapien des Hypertonus dar. Zu bevorzugen sind hierbei die hydrophilen Substanzen.

► **Zentral wirkende Antihypertensiva.** Reserpin, Clonidin und Alpha-Methyldopa bewirken als Antihypertensiva mit vorwiegend zentralem Angriffspunkt häufig Müdigkeit und z. T. Sedierung, daneben auch Übelkeit, Obstipation und nasale Kongestion mit Störung der Belüftung der Tuba Eustachii und nachfolgender Hypakusis. Daneben bewirken insbesondere Reserpin und Clonidin eine sehr störende Mundtrockenheit. Alpha-Methyldopa, auch Clonidin können erhebliche Orthostasereaktionen hervorrufen.

Bayliss et al. [1] stellten als Resultat einer Untersuchung mehrerer Antihypertensiva fest, daß sowohl Reserpin als auch Methyldopa die Leistungen in einem Fahrtest derartig beeinträchtigen, daß, übertragen auf die Verkehrssituation auf der Straße, von dieser Therapie eine potentielle Gefährdung der Verkehrstauglichkeit ausgehen könne.

Herberg [10] verglich Patienten mit Guanethidin-sulfat-Applikation und 24 Patienten mit Applikation des marktführenden Reserpin-Kombinationspräparates und stellte ihre Leistungen in Tests und im Fahrsimulator den Leistungen Gesunder ohne jegliche Applikation gegenüber. Während in gewohnten Handlungsvollzügen („Fahren" im Fahrsimulator) sogar bessere Leistungen bei den Patienten zu verzeichnen waren und bei ihnen auch eine schnellere Reaktionsentscheidung auf Einzelreiz erfolgte, waren statistisch abgesicherte Leistungsnachteile speziell bei den Tests mit starker Leistungsanforderung zu erkennen. Aus der Studie wird ersichtlich, daß durch die Wahl des Antihypertensivums gewisse statistisch signifikante Unterschiede in der Leistungsfähigkeit der Patienten – hier Leistungsvorteil der Guanethidin-sulfat-Patienten gegenüber den Reserpin-Kombinationspräparat-Patienten – bei generellem Leistungsnachteil der Patienten gegenüber Gesunden, hergestellt werden können.

Schaffler et al. [14] beschreiben einen deutlich negativen Clonidineinfluß auf Reaktionszeit und Vigilanz bei Langzeitapplikation.

Zentral wirksame Antihypertensiva sollten in der Therapie hochdruckkranker Verkehrsteilnehmer vermieden werden. Wenn sie aus besonderer Indikation eingesetzt werden müssen, sollte auf eine niedrige Dosierung Wert gelegt werden.

► **Vasodilatoren.** Periphere Vasodilatoren, wie z. B. Dihydralazin, bewirken vor allem als Monotherapeutika Kopfschmerzen, Schwindel, Tachykardie und beim koronarinsuffizienten Patienten Stenokardien. Eine Kombination dieser Substanz mit einem Beta-Rezeptorenblocker vermag diese Nebenwirkung jedoch praktisch zu beseitigen.

Prazosin, ein Alpha-Rezeptorenblocker, der ebenfalls vasodilatierend wirkt, kann bei erstmaliger Applikation zu starken orthostatischen Erscheinungen führen, was jedoch durch einschleichende Dosierung weitgehend vermieden werden kann. Schaffler et al. [14] stellten fest, daß trotz möglicher geringfügiger zentralnervöser Einflüsse dieses potente Antihypertonikum nur unwesentliche Auswirkungen auf die Vigilanz zeigt.

▶ **ACE-Hemmer.** Die Angiotensin-Converting-Enzym-Hemmer (ACE-Hemmer) stellen einen Fortschritt in der Behandlung der schweren Hypertonie dar. Besonders in Kombination mit Diuretika sind sie den meisten anderen Antihypertonika überlegen [17]. Zu Beginn der Therapie und in den ersten Monaten ist eine sorgfältige Patientenüberwachung erforderlich. Die seltenen, aber zum Teil schweren unerwünschten Wirkungen begrenzen die Anwendung bei leichten Hypertonieformen und bei kraftfahrenden Hochdruckkranken.

▶ **Calcium-Antagonisten.** Studien über den Einfluß von Calcium-Antagonisten auf die Verkehrstauglichkeit sind nicht bekannt.

Bühler et al. [4] zeigten, daß gerade bei älteren Patienten Nifedipin in Kombination mit einem Beta-Rezeptorenblocker eine gute und relativ nebenwirkungsfreie Blutdrucksenkung bewirkt. Amerikanische Studien, die einen Einsatz der Calcium-Antagonisten in der Psychiatrie bei der Therapie von Depressionen und Psychosen propagieren, sprechen jedoch aufgrund der zentral zu erwartenden Wirkungsmechanismen gegen einen Einsatz dieser Substanzgruppe bei hochdruckkranken Kraftfahrern.

Schlußfolgerung

Als wohl wichtigstes Kriterium für die Auswahl einzelner Antihypertensiva zur Monotherapie ist das Verhältnis von blutdrucksenkender Wirkung zu den Nebenwirkungen bzw. die Nebenwirkungsrate bei äquieffektiven Dosen. Obwohl Häufigkeit und Schweregrad von unerwünschten Begleiterscheinungen von einer Vielzahl von Faktoren abhängt, die eine befriedigende Quantifizierung der Nebenwirkungen erschweren, muß in Hinsicht auf die Verkehrstauglichkeit von therapierten Hypertonikern mit einer Kombination von klinischen Beobachtungen und psychophysischen Beobachtungen eine Klassifizierung versucht werden.

Als einziges Monotherapeutikum kommt bei Anlegung solcher Maßstäbe die Stoffgruppe der Beta-Rezeptorenblocker als nebenwirkungsärmste Antihypertensiva in Betracht. Die lipophilen Beta-Blocker sollten wegen ihrer noch ungeklärten zentralnervösen Einflüsse mit Vorsicht behandelt werden.

Die Saluretika kommen bei Kombination mit einem kaliumsparenden Diuretikum in ihrer Nebenwirkungsrate den Beta-Blockern gleich.

Eine Aufhebung der Nebenwirkungen von Hydralazin und Dihydralazin kann durch die Kombination mit einem geeigneten Beta-Blocker erreicht werden. Prazosin zeigt einen nur geringfügigen Einfluß auf die Vigilanz und kann daher ebenfalls in Kombination mit anderen Antihypertensiva und unter Beachtung von besonderen Vorsichtsmaßnahmen bei hypertonen Kraftfahrern eingesetzt werden.

Die zentralnervös wirkenden Antihypertensiva, die noch in den Empfehlungen der Deutschen Liga gegen den hohen Blutdruck enthalten sind, sollten bei motorisierten Verkehrsteilnehmern weder einzeln noch in Kombinationspräparaten verordnet werden, da die vielen Nebenwirkungen auf den unterschiedlichsten Ebenen eine Gefährdung der Verkehrstauglichkeit der damit behandelten Hypertoniker wahrscheinlich macht.

Das gleiche gilt für die ACE-Hemmer, die zwar relativ selten, dafür aber um so schwerere Nebenwirkungen verursachen. Für die Gruppe der Calcium-Antagonisten kann zur Zeit keine eindeutige Aussage gemacht werden, da einerseits eindeutige und relevante Studien fehlen, andererseits die berichteten Nebenwirkungen besonders bei Kombination mit Beta-Rezeptoren-Blockern gering sind.

Dem Patienten kann nicht zur Pflicht gemacht werden, daß er sich selbst nach möglicher Beeinträchtigung seiner Verkehrstauglichkeit durch eine ärztlich verordnete Hochdrucktherapie erkundigt oder daß er den Beipackzettel des verordneten Medikamentes liest und auch versteht.

Dagegen kann und muß der behandelnde und die Medikamente verschreibende Arzt die Wirkung und Folgen einer Krankheit beziehungsweise von Medikamenten vorhersehen und auch daran denken, daß der Patient Kraftfahrer sein kann. Damit ergibt sich einerseits das Problem der Aufklärungspflicht des Arztes gegenüber dem Patienten, andererseits stellt sich die Frage, wieweit der Arzt berechtigt oder verpflichtet ist, bei Nichteinhaltung seiner Empfehlung eventuell die Ordnungsbehörde zu benachrichtigen. Zur Aufklärungspflicht wurden von Spann [18] insgesamt vier Richtlinien aufgestellt:

1. Der Arzt ist im Rahmen von Diagnose und Therapie verpflichtet, verkehrsmedizinische Gesichtspunkte zu berücksichtigen und den Patienten darüber aufzuklären.
2. Der Patient kann nicht auf die Aufklärung über Fragen der Fahrtauglichkeit verzichten.
3. Gewinnt der Arzt verkehrsmedizinisch bedeutsame Befunde, die nicht durch ärztliches Handeln hervorgerufen worden sind, beschränkt sich seine Verpflichtung auf Aufklärung.
4. Hat der Arzt durch ärztliches Handeln die Ursache für die Beeinträchtigung der Verkehrssicherheit gesetzt, ist er in Garantenstellung geraten und verpflichtet, durch Handeln die Teilnahme am Straßenverkehr zu verhindern.

Bei fehlender Einsicht des Patienten in die Krankheits- oder die Medikamentenwirkung kann sich für den Arzt die Frage stellen, ob er die Fahruntüchtigkeit einer Ordnungsbehörde melden soll. Aufgrund einer Entscheidung des Bundesgerichtshofes 1968 ist davon auszugehen, daß in Zweifelsfällen die Schweigepflicht das höhere Gut darstellt und somit keine Rechtspflicht zur Meldung für den Arzt besteht. Es kann dem Arzt jedoch auch kein Vorwurf daraus gemacht werden, wenn er sich nach Interessenabwägung für die Verkehrssicherheit entscheidet.

Literatur

[1] Bayliss, P. F., Duncan, S. M.: Brit. J. clin. Pharm. **2** (1975) 527–531.
[2] Betts, T. A., Alford, C.: Drugs **25** (suppl. 2) (1983) 268–272
[3] Brendemühl, D., Schmidt, U., Buck, W.: Der Kassenarzt **22** (1982) 4571–4572.
[4] Bühler, F. R. u. Mitarb.: Drugs **25** (Suppl. 2) (1983) 50–57.
[5] Clayton, A. B., Harvey, P. G., Betta, T. A.: Postgraduate Medical Journal **53** (Suppl. 3) (1977) 157–161.
[6] Dubovsky, S. L., Franks, R. D.: Biol. Psychiat. **18** (7) (1983) 781–797.
[7] Glänzer, K., Kraemer, K. J.: Der Hochdruckkranke als Verkehrsteilnehmer. In: Luff, K., Schrey, A. (Hrsg.): Arzneimittel und Verkehrssicherheit. Dr. C. Wolf & Sohn Verlag München, 1981.
[8] Glaister, D. H.: Aviat. Space Environ. Med. **52** (1981) 23–30.
[9] Harms, D., Pachale, E.: Drugs **25** (suppl. 2) (1983) 265–267.
[10] Herberg, K. W.: Münch. med. Wschr. **126** (1984) 1163–1165.
[11] Hoschl, C.: Am. J. Psychiat. **140** (8) (1983) 1100.
[12] Lewrenz, H., Friedel, B. (Bearb.): Krankheit und Kraftverkehr, Gutachten des Gemeinsamen Beirats beim Bundesminister für Verkehr und beim Bundesminister für Jugend, Familie und Gesundheit, Bonn 1985.
[13] Neil-Dwyer, G.: Aviat. Space Environ. Med. **52** (1981) 19–22.
[14] Schaffler, K., Hörmann, E., Arnold, H.: Med. Welt **34** (1983) 284–290.
[15] Schenk, G. K., Lang, E., Anlauf, M.: Aviat. Space Environ. Med. **52** (1981) 35–39.
[16] Schmidt, U. et al.: Der Kassenarzt **25** (1985) 35–46.
[17] Schrader, J., Schoel, G., Scheler, F.: Deutsches Ärzteblatt **23** (1986) 1679–1683.
[18] Spann, W.: In: Luff, K., Schrey, A. (Hrsg.): Arzneimittel und Verkehrssicherheit. Dr. C. Wolf & Sohn Verlag, München 1981.

Aktuelle Aspekte zur Behandlung der milden arteriellen Hypertonie

F. W. Lohmann

Entsprechend den Empfehlungen der Welt-Gesundheitsorganisation liegt eine milde arterielle Hypertonie dann vor, wenn der diastolische Blutdruck konstant zwischen 90 und unter 105 mm Hg liegt. In diesem Zusammenhang sollten mindestens 3 zeitlich voneinander unabhängige Blutdruckmessungen innerhalb von 4 Wochen vorliegen (Messung des diastolischen Blutdrucks in der Phase V, also beim Verschwinden der Korotkoff'schen Geräusche).

Patienten mit milder arterieller Hypertonie haben bereits ein erhöhtes kardiovaskuläres Risiko. Andererseits konnte gezeigt werden, daß auch bei Pat. mit milder arterieller Hypertonie unter einer antihypertensiven Therapie die Prognose durch Verminderung der kardio-vaskulären Morbidität und Letalität verbessert werden konnte. Dieses ist deshalb von besonderer Bedeutung, da etwa 80% aller Hypertoniepatienten lediglich eine milde arterielle Hypertonie entsprechend der zuvor gegebenen Definition haben.

Für das praktische therapeutische Vorgehen sind nun folgende Empfehlungen ausgesprochen worden:

Bei Hypertoniepatienten mit milder arterieller Hypertonie und konstanten diastolischen Blutdruckwerten von 100 mm Hg und höher bei den Blutdruckkontrollen innerhalb der ersten 4 Wochen sollte auf der Basis der unverzichtbaren Allgemeinmaßnahmen eine angemessene medikamentöse Hochdrucktherapie begonnen werden.

Bei Patienten mit konstanten diastolischen Blutdruckwerten zwischen 90 und unter 100 mm Hg sollten zunächst die Allgemeinmaßnahmen (Reduzierung bzw. Vermeidung von Übergewicht, Beschränkung der täglichen Kochsalzzufuhr auf 5–6 g, regelmäßige Ausübung dynamischen Bewegungs-Sports, Nikotinabstinenz, Alkoholbeschränkung, Streßvermeidung, geregelte Lebensweise) zur Anwendung kommen. Liegt auch nach 3 Monaten der diastolische Blutdruck noch bei 95 mm Hg oder höher, so sollte auch bei diesen Pat. eine medikamentöse Behandlung eingeleitet werden. Bei Pat., bei denen der diastolische Blutdruck konstant zwischen 90 und unter 95 mm Hg liegt, ist es vertretbar, über weitere 3 Monate das Blutdruckverhalten unter der Allgemeintherapie zu beobachten. Kommt es jedoch nach dieser Zeit nicht zur Blutdrucknormalisierung (diastolischer Blutdruck unter 90 mm Hg!), so ist auch bei diesen Patienten individuell eine Pharmakotherapie der arteriellen Hypertonie ratsam.

Patienten, deren Blutdruck durch die Allgemeinmaßnahmen auf diastolisch unter 90 mm Hg sinkt, sollten regelmäßig in etwa 6-monatigen Abständen kontrolliert werden. Patienten, die eine medikamentöse Hochdrucktherapie erhalten, sollten anfangs engmaschig kontrolliert werden. Nach Erreichen normaler Blutdruckwerte ist bei ihnen ein 3- bis 4-monatiger Kontrollabstand ausreichend. In diesem Zusammenhang ist zu erwähnen, daß die Blutdruck-Selbstmessung auch und gerade bei milder arterieller Hypertonie sehr hilfreich sein kann.

Unabhängig vom diastolischen Blutdruck bedeutet auch ein überhöhter systolischer Blutdruck ein gesteigertes kardiovaskuläres Risiko. Daher sollte auch bei isolierter systolischer arterieller Hypertonie eine Behandlulng erfolgen. Bei systolischen Blutdruckwerten zwischen 160 und 180 mm Hg ist es vertretbar, zunächst die Allgemeinmaßnahmen zum Einsatz zu bringen. Bei systolischen Blutdruckwerten von über 180 mm Hg sollte jedoch auf der Basis der Allgemeinmaßnahmen eine entsprechende Pharmakotherapie zusätzlich erfolgen. Dabei ist darauf zu achten, daß hämodynamische Ursachen einer systolischen Blutdruckerhöhung (Aorteninsuffizienz, Bradykardie, AV-Fistel, Hyperthyreose) ausgeschlossen sind.

Grundsätzlich ist festzustellen, daß kardiovaskuläre bzw. renale Begleiterkrankungen, aber auch der Nachweis einer Linksherzhypertrophie (elektrokardiographisch oder besser und früher echokardiographisch) dafür sprechen, recht früh eine Pharmakotherapie der arteriellen Hypertonie zu beginnen.

In Abhängigkeit vom Lebensalter, von der Blutdruckhöhe und deren Auswirkungen auf den Organismus ist auch bei milder arterieller Hypertonie gegebenenfalls eine diagnostische Abklärung individuell notwendig. Natürlich ist auch bei Patienten mit milder arterieller Hypertonie zu untersuchen, ob weitere Risikofaktoren der Arteriosklerose (Fettstoffwechselstörung, Diabetes mellitus, Hyperurikämie) vorliegen. Insbesonders ist auf eine strikte Nikotinabstinenz hinzuwirken.

Bei der Pharmakotherapie, auch der milden arteriellen Hypertonie, kommen heute vorrangig Beta-Rezeptoren-Blocker, Saluretika und Vasodilatatoren in der Mono- und Kombinationstherapie zum Einsatz.

Dabei ist für die Therapietreue (Compliance) die Tatsache von Bedeutung, daß sowohl die Beta-Rezeptoren-Blocker als auch die Thiazid-Saluretika als einmalige, morgendliche Gesamtdosis eingenommen werden können. Das gleiche gilt für die Kombination Beta-Rezeptoren-Blocker/Saluretikum. Eine derartige, auch in fixen Kombinationen vorhandene, 2-fach-Therapie ist nun in der Lage, bei etwa 80% aller medikamentös zu behandelnden Hypertoniepatienten eine Blutdrucknormalisierung zu bewirken. Eine Steigerung der antihypertensiven Potenz liegt dann in der 3-fach-Kombination Beta-Rezeptoren-Blocker – Saluretikum – Vasodilatator. Besteht eine absolute Kontraindikation für den Einsatz eines Beta-Rezeptoren-Blockers, so sollten alternativ die indirekten Vasodilatatoren (Alpha-Blocker, Kalziumantagonisten, Converting-Enzym-Inhibitoren), gegebenenfalls in Kombination mit einem Saluretikum zur Anwendung kommen.

Das Schema stellt das therapeutische Vorgehen bei milder arterieller Hypertonie noch einmal zusammenfassend dar.

<table>
<tr><td colspan="3" align="center">Milde arterielle Hypertonie
(innerhalb von 4 Wochen $P_{diast.}$ 90 bis unter 105 mm Hg)</td></tr>
<tr><td>● $P_{diast.}$ 100 mm HG und höher

► Allgemeinmaßnahmen
und
► Pharmakotherapie</td><td colspan="2">● $P_{diast.}$ 90 bis unter 100 mm HG

► Allgemeinmaßnahmen für 3 Monate</td></tr>
<tr><td></td><td>↓
● $P_{diast.}$ 95 mm HG und höher

► zusätzlich Pharmakotherapie</td><td>↓
● $P_{diast.}$ 90 bis unter 95 mm HG

► für weitere 3 Monate Allgemeinmaßnahmen
↓
● $P_{diast.}$ 90 mm HG oder höher

► individuell: zusätzlich Pharmakotherapie</td></tr>
<tr><td colspan="3" align="center">Therapieziel: $P_{diast.}$ unter 90 mm HG</td></tr>
</table>

Abb. 1 Therapie der milden arteriellen Hypertonie

Literatur

[1] Lohmann, F. W.: Hochdruck und Sport. Springer-Verlag, Berlin-Heidelberg-New York 1986.

[2] Moser, M.: The Diuretic Dilemma and the Management of mild Hypertension. J. Clin. Hypertens. **2** (1986) 195.

[3] Richtlinien für die Behandlung der milden Hypertonie 1986, 4. Konferenz zur milden Hypertonie vom 4. 7. 1985, veranstaltet von der Welt-Gesundheitsorganisation und der internationalen Gesellschaft für Hypertonie in Zusammenarbeit mit dem Deutschen Institut zur Bekämpfung des hohen Blutdruckes, Heidelberg.

Hochdruck und Schwangerschaft

J. Girndt

Das Vorliegen einer Hochdruckkrankheit bei einer Frau ist keine unbedingte Indikation zu einer Schwangerschaftsverhütung oder -unterbrechung. Absolute Indikationen zu diesen Maßnahmen sind lediglich:

1. Hypertonie mit kardiovaskulären Folgeschäden (Stadium II und III der Weltgesundheitsorganisation)
2. Niereninsuffizienz mit Serum-Kreatininwerten über 2 mg/dl
3. manche Verläufe von systematischem Lupus erythematodes.

Bei unkomplizierter essentieller Hypertonie dagegen kann bei sorgfältiger Überwachung und Kontrolle der Frau – dringenden Kinderwunsch vorausgesetzt – durchaus eine Schwangerschaft ausgetragen werden.

Neben der vorbestehenden Hypertonie, die bei einer Schwangeren vorliegen kann, gibt es schwangerschaftsspezifische, erst während des Verlaufs der Gravidität entstehende Hochdruckformen. Dazu gehören die Gestosen und die sogenannte transitorische Schwangerschaftshypertonie.

Hochdruckformen in der Schwangerschaft

1. Genuine Gestose
2. Schwangerschaftsunspezifische Hochdruckkrankheit
   a) mit Proteinurie
   b) ohne Proteinurie
3. Propfgestose
4. Transitorische Schwangerschaftshypertonie
5. Nicht klassifizierbare Hochdruckverläufe

Oftmals ist es während des Schwangerschaftsverlaufs unmöglich, die zugrundeliegende Hochdruckform zu differenzieren. Die vorgeschlagenen Behandlungsmaßnahmen sind daher für alle Formen einheitlich.

Jede Blutdrucksteigerung in der Schwangerschaft birgt die Gefahr der Entwicklung einer Eklampsie in sich. Zu einer Eklampsie kommt es fast ausnahmslos nur dann, wenn neben der Blutdrucksteigerung eine Proteinurie vorliegt. Erstes Ziel der Hochdruckbehandlung in der Schwangerschaft ist es, die Entwicklung einer Eklampsie zu verhindern und eine drohende Eklampsie zu kupieren.

Eklampsie

Generalisierte Konvulsionen

Präeklampsie

1. Hypertonie (140 mm Hg systolisch oder mehr oder 90 mm Hg diastolisch oder mehr)
2. Proteinurie (mehr als 300 ng Eiweißausscheidung pro 24 Stunden)
3. Generalisierte Oedembildung

Drohende Eklampsie

Präeklampsie plus neurologische Symptomatik (Bewußtseinsveränderungen, Kopfschmerzen, Sehstörungen, Hyperreflexie)

Es gibt gute Anhaltspunkte dafür, daß mit einer geeigneten und effektiven antihypertensiven Behandlung Auftreten und Ausmaß einer sich entwickelnden Proteinurie verhindert oder reduziert werden können.

Bei Bemessung und Bewertung des Blutdrucks in der Schwangerschaft ergeben sich einige Gesichtspunkte, die von der Situation außerhalb der Schwangerschaft abweichen:

1. Der diastolische Blutdruckwert wird nicht in der Phase V, sondern in der Phase IV des Riva-Rocci-Verfahrens festgelegt, also bei deutlichem Leiserwerden der Korotkoff-Geräusche.
2. Der blutdrucksenkende Effekt der Frühschwangerschaft muß mit berücksichtigt werden. Er beträgt diastolisch bis zu 15 mm Hg.
3. Insbesondere in der Spätschwangerschaft kommt es zu einer Umkehr des zirkadianen Rhythmus des Blutdrucks mit Blutdruckanstiegen vor allem am Abend und während der Nacht.
4. Sowohl für die Frau, als auch für den Feten, bedeutet das Hinzutreten einer Proteinurie zur Hypertonie eine deutliche Steigerung des Risikos.

Der blutdrucksenkende Effekt der Frühschwangerschaft, der oben angesprochen wurde, gilt sowohl für primär hypertone, als auch für primär normotone Frauen. Damit verschieben sich die Normalwerte des Blutdrucks nach unten. Vielfach kann eine pathologische Blutdrucksteigerung nur durch Vergleich mit Werten am Beginn der Schwangerschaft diagnostiziert werden. Gewiß ist ein systolischer Blutdruckwert von 140 mm Hg oder ein diastolischer Blutdruckwert von 90 mm Hg bei einer Schwangeren bereits deutlich überhöht.

Bei Schwangeren spricht man von Hypertonie,

1. wenn es zu einem Anstieg des systolischen Blutdrucks um 30 mm Hg oder mehr über die Werte am Beginn der Schwangerschaft kommt,

2. wenn es zu einem Anstieg des diastolischen Blutdrucks um 15 mm Hg oder mehr über die Werte am Beginn der Schwangerschaft kommt,
3. wenn ein systolischer Blutdruck von 140 mm Hg oder mehr auftritt und/ oder
4. wenn ein diastolischer Blutdruck von 90 mm Hg oder mehr auftritt.

Die wenigen aussagefähigen Hochdruckstudien, die in der Schwangerschaft durchgeführt worden sind, haben Grenzmarken von 140 mm Hg systolisch und/ oder 90 mm Hg diastolisch für den Beginn einer antihypertensiven Behandlung aufgezeigt. Diese Studien weisen auf zwei Medikamente oder Gruppen von Medikamenten als geeignete Antihypertensiva zur Behandlung des Hochdrucks in der Schwangerhaft hin. Es sind dies Methyldopa und β-1-selektive Rezeptorenblocker, von denen Metoprolol, Atenolol und Acebutolol in der Schwangerschaft untersucht sind. Keines der angeführten Antihypertensiva ist jedoch ohne Nebenwirkungen.

So fand sich bei den Kindern der Mütter, bei denen eine Methyldopatherapie zwischen der 16. und 20. Schwangerschaftswoche begonnen wurde, eine Verminderung der Kopfumfänge. Der Beginn einer Methyldopa-Therapie in dieser sensiblen Phase für die cerebrale Reifung sollte also vermieden werden.

Dagegen führen die genannten β-Rezeptoren-Blocker zu einer Senkung der Herzfrequenz des Neugeborenen in den ersten Tagen nach der Entbindung. Wenn eine antihypertensive Therapie mit β-Rezeptoren-Blockern durchgeführt wird, so sollte diese nach Möglichkeit 24 bis 48 Stunden vor der Entbindung beendet werden.

Als geeignete Antihypertensiva zur Behandlung des Hochdrucks in der Schwangerschaft sind daher lediglich Methyldopa und β-1-spezifische Rezeptorenblocker anzusprechen. Nicht geeignete Antihypertensiva in der Schwangerschaft dagegen sind Reserpin, Calciumantagonisten von Nifedipintyp, Captopril, Diuretika und β-Rezeptorenblocker ohne hohe β-1-Selektivität. Reserpin kann zu Nasenschleimhautschwellungen des Neugeborenen und zu Atmungsschwierigkeiten führen. Calciumantagonisten vom Nifedipintyp und ACE-Hemmer sind feto- und embryotoxisch. Sie sind während des gesamten Schwangerschaftsverlaufs kontraindiziert.Diuretika sind deshalb nicht geeignet, weil bei vielen Formen der Schwangerschaftshypertonie die Plasmavolumina der Frauen reduziert sind. Eine weitere Verminderung der Plasmavolumina durch eine diuretische Therapie führt zu einer Verminderung der uteroplazentaren Durchblutung und kann verminderte Geburtsgewichte der Neugeborenen zur Folge haben. β-Rezeptoren-Blocker ohne hohe β-1-Spezifität sind deshalb nicht geeignet, weil sie den Tonus des Uterus erhöhen können und den Effekt einer tokolytischen Therapie mit einem β-Stimulator beeinträchtigen. Zu vielen Antihypertensiva liegt, betreffend ihrer Eignung zur Behandlung der Schwangerschaftshypertonie, keine ausreichende Information vor. Ihr Einsatz ist daher nach aller Möglichkeit zu vermeiden.

Sowohl Methyldopa als auch β-Rezeptoren-Blocker wirken nur relativ langsam blutdrucksenkend. Es gibt Risikosituationen in der Schwangerschaft, in denen eine sofortige Blutdrucksenkung erforderlich ist. In dieser Situation ist das Antihypertensivum der ersten Wahl Dihydralazin, verabfolgt parenteral in einer initialen Dosis von 6,25 mg, gefolgt von einer Erhaltungsdosis von 4–8–12 mg pro Stunde bis zur Normalisierung des Blutdrucks. Diese blutdrucksenkende Therapie wird in der vorliegenden Situation aber kombiniert mit antikonvulsiven und sedierenden Maßnahmen.

Therapeutische Maßnahmen bei manifester oder drohender Eklampsie

1. Kontrollierte Blutdrucksenkung, Dihydralazin intravenös in einer Initialdosis von 6,25 mg, gefolgt von einer Erhaltungsdosis von 4–8–12 mg pro Stunde oder mehr,
2. Antikonvulsive Therapie, Magnesiumsulfat, 20 ml einer 20%igen Lösung über mindestens 3 Minuten intravenös, gefolgt von einer Dauerinfusion von 1,0 bis 1,5 g pro Stunde,
3. Sedierung, Diazepam, in einer Maximaldosis von 10 mg i.v..

Zur Behandlung der Hypertonie beim alten Menschen

K. Hayduk

Mit zunehmendem Alter nimmt die Häufigkeit der arteriellen Hypertonie zu. Es wird geschätzt, daß 30–50% aller medikamentös nicht behandelten Menschen jenseits des 65. Lebensjahres bei der Erstuntersuchung Blutdruckwerte von 160/95 mm Hg und mehr aufweisen. Bei mehrfachen Blutdruckmessungen sinkt die Zahl der Personen mit erhöhten Blutdruckwerten ab, liegt jedoch in den meisten Populationen über 25%. Da in allen Ländern, dank einer besseren medizinischen Betreuung, die Zahl der alten Menschen stärker zunimmt als die Gesamtbevölkerung, gewinnt die Frage nach der Behandlungsbedürftigkeit der Hypertonie beim alten Menschen zunehmend an Bedeutung. Die Beantwortung dieser Frage ist jedoch extrem schwierig. Diskussionsbedürftig ist schon die Definition des Alters. Für die meisten Betrachtungen wird die Altersgrenze bei 65 Jahren angesetzt [5]. Es wird jedoch niemand daran zweifeln, daß dem biologischen Alter für das kardiovaskuläre Risiko eine weitaus größere Bedeutung zukommt als dem numerischen Alter. Dennoch mußte das numerische Alter als Bezugsgröße für sämtliche Studien herangezogen werden, da das biologische Alter mit keiner bisher bekannten Methode bestimmbar ist. Aus verschiedenen epidemiologischen Studien wissen wir, daß erhöhter Blutdruck bei alten Menschen mit einer erhöhten Morbidität und Mortalität an kardiovaskulären Erkrankungen verknüpft ist. In den großen Interventionsstudien wurden Personen bis maximal 69 Jahre untersucht. Subgruppenanalysen werden von Biostatistikern als problematisch angesehen. Als einzige größere abgeschlossene Studie ausschließlich bei alten Menschen ist die EWPHE-Studie (European Working Party on High Blood Pressure in the Elderly) zu nennen [1, 2], deren wichtigste Ergebnisse, aber auch deren Schwächen kurz dargestellt werden sollen. Außerdem soll versucht werden, aus anderen geplanten Studien und Analogieschlüssen eine – sicherlich subjektiv gefärbte – Meinung zur Behandlung der Hypertonie im Alter abzugeben.

In der EWPHE-Studie wurden Patienten untersucht, deren Blutdruck bei Studienbeginn zwischen 90 und 119 mm Hg diastolisch und 160 und 239 mm Hg systolisch lag. 840 Patienten wurden entweder mit Hydrochlorothiazid plus Triamteren oder Plazebo behandelt. Falls in der Gruppe mit aktiver Behandlung der Blutdruck nicht ausreichend gesenkt wurde, wurde Methyldopa hinzugegeben. In der Behandlungsgruppe fiel die Gesamtmortalität nur unwesentlich, die kardiovaskuläre Morbidität jedoch signifikant (–27%) ab.

Hierbei wurde eine größere Reduktion der kardialen Todesursachen als der cerebralen Todesursachen festgestellt. Die kardiovaskulären Todesfälle waren signifikant korreliert zur Behandlung, zum Alter und zum systolischen, nicht aber zum diastolischen Blutdruck. Praktisch kein Vorteil einer Hochdruckbehandlung konnte bei Patienten über 80 Jahre festgestellt werden, wobei einschränkend gesagt werden muß, daß es sich hierbei fast ausschließlich um Frauen handelte [2].

Als Einwände gegen die Studie sind zu nennen:

- die Mehrzahl der Patienten waren Frauen,
- die Zahl der untersuchten Patienten ist zu gering, um eine genauere Altersabstufung der Vorteile der Hochdruckbehandlung zu bringen,
- ein Großteil der Patienten war zwischen 60 und 70 Jahre alt, ein Bereich, für den die Effektivität der Hochdruckbehandlung bereits erwiesen war,
- der Blutdruckbereich war zu weit, um genauere Angaben darüber abzugeben, ab welcher Blutdruckhöhe eine Behandlung für welches Alter erforderlich ist.

In Kenntnis der Schwächen der EWPHE-Studie wird derzeit die sogenannte STOP-Studie (Swedish Trial in Old Patients with Hypertension [4]) durchgeführt, bei der bei 12000 Patienten entweder Plazebo oder Betablocker oder ein Diuretikum 3 Jahre lang angewendet werden soll. Als Endpunkte dieser Studie sind Schlaganfälle und Myokardinfarkte sowie andere kardiovaskuläre Todesfälle vorgesehen. Es wurden Patienten zwischen 70 und 84 Jahre mit systolischen Blutdruckwerten zwischen 180 und 230 und diastolischen Werten zwischen 105 und 120 mm Hg in diese Studie eingeschlossen. Eine weitere Untersuchung über die ausschließliche systolische Hypertonie (SHEP-PS [6]) wird gegenwärtig in den USA durchgeführt; eine zweijährige Pilot-Studie zeigte eine geringe Reduktion der kardiovaskulären Mortalität, jedoch keine Verringerung der Gesamtmortalität der untersuchten Personen durch die antihypertensive Behandlung.

Zusammenfassend kann man aus den vorhandenen Interventionsstudien, die sich nicht speziell auf ältere Menschen beschränken und aus der EWPHE-Studie den Schluß ziehen, daß eine Hochdruckbehandlung bis zum Alter von 70 Jahren eine Besserung der kardiovaskulären Prognose erbringt. Für höhere Lebensalter sind weitere Studien erforderlich, bis ein endgültiger Schluß gezogen werden kann. Dennoch erscheint es im Analogieschluß empfehlenswert, Patienten mit Hypertonie und Folgeerkrankungen der Hypertonie, wie koronare Herzerkrankung, Herzinsuffizienz und cerebrovaskuläre Insuffizienz zu behandeln. Möglicherweise könnten Studien bei Patienten mit dieser entsprechenden Risikokorrelation leichter einen Vorteil einer Hochdruckbehandlung in dieser Altersgruppe zeigen. Es muß jedoch nochmals darauf hingewiesen werden, daß diese Empfehlung und auch die folgenden Therapievorschläge subjektive Ansichten sind und sich nicht auf Daten aus Studien stützen können.

Die Hochdruckbehandlung im Alter sollte einschleichend beginnen, abrupte Blutdrucksenkungen und Medikamente mit der Neigung zu orthostatischen Blutdruckabfällen sind zu vermeiden. Die Medikation sollte einfach sein, es ist darauf zu achten, bei alten Menschen mit Multimorbidität möglichst wenige Medikamente zu verwenden und wenn möglich, mehrere Erkrankungen durch eine Substanzgruppe zu therapieren (z. B. Hypertonie bei gleichzeitiger koronarer Herzerkrankung durch Betablocker und/oder Kalziumantagonisten). Die Gruppe um Bühler [3] empfiehlt für die Hochdruckbehandlung im Alter Diuretika oder Kalziumantagonisten, während Wikstrand et al. [7] die Blutdrucksenkung und Verträglichkeit von Betablockern und Diuretika als gleich bezeichneten.

Ganz besonders wichtig erscheint es, daß durch die Hochdruckbehandlung beim alten Menschen das subjektive Befinden nicht beeinträchtigt wird, daß vom Patienten, oder noch besser, von seiner Umwelt Informationen über Verträglichkeit der Therapie eingeholt werden und daß eine Normalisierung des Blutdrucks zwar angestrebt, aber nicht erzwungen werden sollte. Es ist zu beachten, daß im Alter leichter als bei jungen Menschen Entgleisungen des Kaliumhaushaltes, des Glukosehaushaltes und ein Anstieg des Serumkreatinins auftreten können.

Es kann folgende zusammenfassende Empfehlung für die Hochdruckbehandlung im Alter gegeben werden:

► 1. Vorsichtige, langsame Blutdrucksenkung, bei der die oberen Normwerte nicht unterschritten werden sollen
► 2. Möglichst einfaches Therapieschema
► 3. Vermeidung von Antihypertensiva, die zu orthostatischem Blutdruckabfall führen
► 4. Beachtung von Störungen im Kalium- und Zuckerhaushalt; Kontrolle der Nierenfunktion
► 5. Verzicht auf Blutdrucksenkung, falls der gewünschte Blutdruckabfall langdauernd unter verschiedenen Therapieprinzipien zu nachhaltigen Störungen des Allgemeinbefindens führt.

Literatur

[1] Amery, A. et al.: Mortality and morbidity results from the European Working Party on high blood pressure in the elderly. Lancet **I** (1985) 1349–1354.

[2] Amery, A. et al.: Efficacy of antihypertensive drug treatment according to age, sex, blood pressure, and previous cardiovascular disease in patients over the age of 60. Lancet **II** (1986) 589–592.

[3] Bühler, F. R. et al: Greater antihypertensive efficacy of the calcium channel inhibitor verapamil in older and low renin patients. Clin. Sci. Suppl. **8** (1982) 4395–4425.

[4] Dahlöf, B. et al.: STOP-Hypertension. Swedish trial in old patients with Hypertension. 11th Scientific Meeting Int. Soc. Hypertension. Abstracts, S. 147, 1986.

[5] Holzgreve, H.: Besonderheiten der Hypertonie im höheren Lebensalter. In: Bock, K. D (Hrsg.): Hochdrucktherapie im Alter mit Hydergin: Neue Gesichtspunkte. S. 7–18. Schattauer, Stuttgart-New York 1983.
[6] Perry, H. M. et al.: Systolic hypertension in the elderly program, pilot study (SHEP-PS): Morbidity and mortality experience. 11th Scientific Meeting Int. Soc. Hypertension. Abstracts, S. 396, 1986.
[7] Wikstrand, J. et al.: Antihypertensive treatment with metoprolol or hydrochlorothiazide in patients aged 60 to 75 years. JAMA **255** (1986) 1304–1310.

Therapie hypertensiver Notfälle

R. Gotzen

Einleitung

Nach der Definition der Deutschen Liga zur Bekämpfung des hohen Blutdrucks liegt ein hypertensiver Notfall dann vor, wenn in Folge eines krankhaft erhöhten Blutdrucks eine akut lebensbedrohliche Situation entstanden ist. Dies ist der Fall z. B. bei schweren Hochdruckkrisen oder bei ungenügend behandelter (bzw. entgleister) chronischer arterieller Hypertonie, wenn eine lebensgefährliche Komplikation eingetreten ist, z. B. eine Hirnblutung, ein Linksherzversagen mit Lungenödem, eine Hochdruckencephalopathie bei maligner Hypertonie oder ein disseziierendes Aortenaneurysma. In diesen Fällen ist eine rasche Blutdrucksenkung erforderlich. [4, 14].

Unter Hochdruckkrisen versteht man ein plötzlich und anfallsweise auftretendes erhebliches Ansteigen des systolischen und diastolischen Blutdruckes mit der Gefahr rasch progredienter cerebraler, kardialer und/oder renaler Funktionsstörungen [8, 10]. Eine Hochdruckkrise läßt sich nicht durch bestimmte Blutdruckwerte definieren. Klinische Symptomatik und Prognose werden durch verschiedene Faktoren bestimmt: Dynamik des Blutdruckanstieges, Ausgangsblutdruck, vorbestehende kardiovaskuläre Erkrankungen und Ursache der Hochdruckkrise. Hochdruckkrisen treten in erster Linie bei Hypertonikern auf, werden jedoch, wenn auch seltener, bei Normotonikern beobachtet. Häufigere Ursachen von Hochdruckkrisen sind: Maligne Verlaufsformen der arteriellen Hypertonie jeder Ursache, akutes Nierenversagen, Schwangerschaftsgestosen, Phäochromozytom bzw. katecholaminproduzierende Tumoren, zerebrale Insulte, Herzoperationen, Verbrennungen und Intoxikationen. In zunehmendem Maße beobachtet man das Auftreten hypertensiver Krisen bei plötzlichem Absetzen einer antihypertensiven Therapie.

Von einer malignen Verlaufsform der Hypertonie wird dann gesprochen, wenn die diastolischen Blutdruckwerte ständig über 120 mm Hg sind und am Augenhintergrund Exsudate und/oder Blutungen mit oder ohne Papillenödem bestehen.

Die Encephalopathie ist die zweifellos gefährlichste hypertensive Organkomplikation [11]. Dieses Syndrom ist gekennzeichnet durch verschiedene, teils flüchtige zerebrale Symptome, wie starke Kopfschmerzen, Übelkeit und Erbrechen, Sehstörungen und neurologische Ausfälle wie Nystagmus, positiver Babinski, Reflexasymmetrie und Paresen. Schließlich können Somnolenz, tonischklonische Krämpfe und Koma auftreten. Unbehandelt führt dieser Zustand zum letalen Ausgang. Ursache dieser Symptome ist allein der extreme Blutdrukkanstieg mit dem Durchbrechen der zerebralen Autoregulation. Hierdurch kommt es zu einer druckpassiven Mehrdurchblutung (Hyperfusion) mit Auftreten eines Hirnödems. Als Folge des Hirnödems kann es sekundär zu einer zerebralen Mangeldurchblutung kommen. Eine solche Komplikation macht genauso wie die anderen hypertensiven Notfallsituationen wegen der vitalen Gefährdung des Patienten eine rasche Blutdrucksenkung erforderlich. Angestrebt wird eine Blutdrucksenkung auf Werte von 150/95 mm Hg (Ausnahme: disseziierendes Aortenaneurysma, wo eine Blutdrucksenkung auf Werte von 110/70 empfohlen wird). Diagnostische Maßnahmen sind zunächst auf ein Minimum zu reduzieren. Wenn möglich, sollte aber zumindest ein neurologischer Status und eine Beurteilung des Augenhintergrundes erfolgen, was von großer differentialdiagnostischer Bedeutung sein kann. Zunächst sind empfehlenswert: EKG, Serumkreatinin und Serumkalium.

Pharmakotherapie hypertensiver Notfälle

Pharmaka, die zur Therapie hypertensiver Notfälle gebraucht werden, sollten eine schnell einsetzende antihypertensive Wirkung haben. Zur Anwendung kommen folgende Substanzen: Nifedipin (Adalat®-Kapseln), Urapidil (Ebrantil®), Clonidin (Catapresan®), Dihydralazin (Nepresol®), Diazoxid (Hypertonalum®) und Nitroprussid-Natrium (Nipride®, Nipruss®).

Nifedipin, ein Dihydropyridinderivat, führt nach oraler, besser noch sublingualer Gabe zu einem schnell einsetzenden blutdrucksenkenden Effekt (15–20 Min. bzw. 5–10 Min.), dessen Maximum nach etwa 30 Minuten erreicht ist [6, 9, 13]. Die Blutdrucksenkung beruht auf einem Kalziumantagonismus, der eine ausgesprochene Erschlaffung der Arteriomuskulatur mit Senkung des Blutdrucks infolge Abnahme des Gefäßwiderstandes hervorruft. Bei akuter Anwendung des Kalziumantagonisten Nifedipin kommt es zu einem Anstieg der Herzfrequenz und des Herzzeitvolumens sowie trotz stärkerer Blutdrucksenkung zu einer Zunahme des Glomerulumfiltrates und des renalen Plasmaflusses. Für die ambulante Therapie sowie für die Erstversorgung stationärer Patienten hat sich die sublinguale Gabe von 10 mg Nifedipin (Adalat-Kapseln, Kapseln zerbeißen) durchgesetzt. Bei ausbleibender bzw. ungenügender Wirkung kann die Dosis nach etwa 15 Minuten wiederholt werden. Mit negativ inotropen Wirkungen des Kalziumantagonisten Nifedipin ist in den angegebenen Dosierungen nicht zu rechnen. Nifedipin bewirkt keine zentralnervösen Effekte, was hinsichtlich der Überwachung von Patienten mit hypertensiven Notfällen von großem Vorteil ist.

Urapidil blockiert postsynaptische Alpha$_1$-Rezeptoren und stimuliert praesynaptische und zentrale Alpha-Rezeptoren [6, 15]. Die durch Hemmung postsynaptischer Alpha$_1$-Rezeptoren hervorgerufene Vasodilatation mit Abnahme des Gefäßwiderstandes führt zur Blutdrucksenkung. Urapidil bewirkt bei i.v. Anwendung eine rasch einsetzende blutdrucksenkende Wirkung (innerhalb von 5 Minuten), die nach etwa 30 Minuten ihr Maximum erreicht. Hämodynamisch beruht die Blutdrucksenkung bei akuter iv. Gabe auf einer Abnahme des peripheren Gefäßwiderstandes bei Zunahme des Herzzeitvolumens. Kurzfristig (2–4 Minuten) nimmt die Herzfrequenz leicht zu, danach geringfügig ab. Renaler Plasmafluß und Glomerulumfiltrat steigen leicht an. Bei Therapieresistenz gegenüber Nifedipin kann Urapidil (Ebrantil®) als Mittel der zweiten Wahl auch in der ambulanten Therapie zum Einsatz kommen. Dabei empfiehlt sich initial 12,5 mg–25 mg Urapidil (Ebrantil®) innerhalb von 3–5 Minuten langsam intravenös zu injizieren. Bei fehlender bzw. nicht ausreichender Wirkung können nochmals 25–50 mg i.v. gegeben werden.

Clonidin bewirkt durch Stimulation zentraler Alpharezeptoren in der Medulla oblongata eine Abnahme der peripheren sympathischen Aktivität. Bei akuter i.v.-Anwendung von Clonidin beruht die Blutdrucksenkung in erster Linie auf einer Abnahme des Herzzeitvolumens bei Verminderung der Herzfrequenz. Das Glomerulumfiltrat bleibt unbeeinflußt, die Nierendurchblutung nimmt zu. Clonidin (Catapresan®) wird initial in einer Dosis von 0,15 mg gegeben. Es empfiehlt sich, die Substanz mit 10 ml isotoner Kochsalzlösung zu verdünnen und diese Menge langsam, d. h. innerhalb eines Zeitraums von etwa 10 Minuten zu injizieren. So läßt sich der initial gelegentlich auftretende kurzdauernde Blutdruckanstieg, der durch direkte Erregung der peripheren Alpharezeptoren erklärt wird, in der Regel verhindern. Die Wirkung dieser Substanz tritt nach etwa 5 bis 10 Minuten ein und hält etwa 4 bis 6 Stunden an. Nachteilig bei dieser Substanz ist das Auftreten einer Sedation, die vor allem bei somnolenten Patienten die Beurteilung erschweren kann und gegebenenfalls den Einsatz dieser Substanz verbietet.

Dihydralazin bewirkt eine Abnahme des peripheren Strömungswiderstandes in Folge direkter Dilatation der arteriellen Widerstandsgefäße. Reflektorisch kommt es dadurch zu einer Zunahme des Herzzeitvolumens und der Herzfrequenz, wodurch der blutdrucksenkende Effekt abgeschwächt wird. Die Nierendurchblutung nimmt zu, das Glomerulumfiltrat bleibt unbeeinflußt. Dihydralazin (Nepresol®) ist zur Monotherapie der Hypertonie bzw. des hypertensiven Notfalls nicht geeignet. Einmal, weil der blutdrucksenkende Effekt durch die reflektorischen Mechanismen abgeschwächt wird, zum anderen, weil doch erhebliche Nebenwirkungen (Tachykardien bis hin zur Angina pectoris) ausgelöst werden können. Sinnvoll und effektiv ist die Kombination von Dihydralazin mit einem Sympathikushemmstoff, z. B. Clonidin. Hierdurch werden die blutdrucksenkenden Effekte in wünschenswerter Weise verstärkt und die Nebenwirkungen praktisch aufgehoben. Wichtig ist jedoch der Hinweis, daß die Initialdosis von Dihydralazin in der Kombinationsbehandlung möglichst niedrig gewählt wird (6,25 bis 12,5 mg langsam i.v.), um das Auftreten gefährlicher Hypotensionen zu vermeiden.

Diazoxid führt wie Dihydralazin über eine Dilatation der Arteriolen zu einer Abnahme des peripheren Strömungswiderstandes und dadurch zu einer Blutdrucksenkung. Als Folge davon kommt es reflektorisch zu einer Zunahme von Herzzeitvolumen und Herzfrequenz, wodurch bei Patienten mit Koronarsklerosen Angina pectoris-Anfälle ausgelöst werden können. Glomerulumfiltrat und Nierendurchblutung können gelegentlich für einige Stunden nach Injektion abnehmen. Diazoxid ist ein Abkömmling der Benzothiadiazine und steht seit 1973 unter dem Handelsnamen Hypertonalum® zur Verfügung. Es ist ein sehr potentes Antihypertensivum, welches vor allem dann zum Einsatz kommt, wenn die vorgenannten Substanzen keinen befriedigenden blutdrucksenkenden Effekt erbracht haben. Da unter der früher üblichen Bolusinjektion von 300 mg gelegentlich schwere Hypotensionen beobachtet wurden, wird heute zur Vermeidung dieser gefährlichen Komplikationen eine wesentlich niedrigere Dosis empfohlen. Anfangs gibt man 75 mg bis 150 mg i.v.; in Abhängigkeit vom Effekt kann man alle 10 bis 15 Minuten weitere 100 mg Diazoxid geben. Der Wirkungseintritt erfolgt nach etwa 1 bis 2 Minuten, das Wirkungsmaximum ist innerhalb der ersten 5 Minuten erreicht. Die Wirkungsdauer kann erheblich schwanken. Die Ursachen hierfür sind letztlich noch nicht geklärt, werden jedoch auf die unterschiedliche Eiweißbindung zurückgeführt. Neuerdings konnte gezeigt werden, daß eine langsame Infusion von Diazoxid (15 bis 30 mg/min) zu einer sehr wirksamen Blutdrucksenkung führt ohne Auftreten einer Hypotension. In Fällen, wo eine stärkere Tachykardie besonders nachteilig wäre, wird die Kombination mit einem Betablocker (i.v.) angeraten [2, 5, 7, 12].

Trotz der chemischen Verwandtschaft zum Chlorothiazid führt Diazoxid zu einer Natrium- und Wasserretention, weshalb vor allem bei mehrfacher Anwendung, bzw. bei der Behandlung von Ödempatienten, die zusätzliche Gabe eines stark wirksamen Diuretikums, z. B. Furosemid, erforderlich ist. Die Vorteile einer kombinierten Behandlung von Diazoxid mit Furosemid sind: Steigerung des blutdrucksenkenden Effektes bei gleichzeitiger Vergrößerung des Herzzeitvolumens und Zunahme der renalen Natrium- und Wasserausscheidung. Diazoxid kann zu einer Hyperglykämie führen, die jedoch bei der in der Regel nur kurz dauernden Anwendung dieser Substanz in der Behandlung hypertensiver Notfälle ohne Relevanz ist. Sollte ausnahmsweise eine mehrtägige Behandlung durchgeführt werden, sind selbstverständlich Kontrollen der Blutglukose erforderlich.

Tabelle 1 Pharmaka bei hypertensiven Notfällen

Freiname	Handelsname	Anfangsdosierung	Wirkungseintritt (Min.)	Nebenwirkungen
Nifedipin	Adalat	10 mg (sublingual)	5–10	Tachykardie
Urapidil	Ebrantil	12,5–25 mg i. v.	5	Kopfschmerzen, Angina pectoris
Clonidin	Catapresan	0,15 mg i. v.	5–10	Sedation
Dihydralazin	Nepresol	6,25–12,5 mg i. v.	5–10	Tachykardie
Diazoxid	Hypertonalum	150 mg i. v.	1–2	Natriumretention, Hyperglykämie
Nitroprussid-Natrium	Nipride, Nipruss	0,02 mg/min. (Infusion)	sofort	Tachykardie, Tachypnoe, Thiocyanatintoxikation
Phentolamin	Regitin	5–10 mg i. v.	1–2	Tachykardie

Nitroprussid-Natrium bewirkt im Gegensatz zu Dihydralazin und Diazoxid sowohl eine Dilatation der Arteriolen als auch Venen. Die blutdrucksenkende Wirkung beruht somit hämodynamisch auf einer Abnahme des Herzzeitvolumens. Glomerulumfiltrat und Nierendurchblutung können leicht abnehmen, was jedoch den Einsatz dieser Substanz bei lebensbedrohlichen Situationen keineswegs einschränkt. Nitroprussid-Natrium (Nipride®, Nipruss®) wird seit über 20 Jahren sehr erfolgreich zur raschen Blutdrucksenkung bei hypertensiven Notfällen angewendet. Die antihypertensiv wirksamen Dosen liegen zwischen 20 und 900 µg/min. Die Verabreichung erfolgt aus i.v.-Infusion, möglichst mittels Infusionspumpe und durch einen Venenkatheter. Die Wirkung dieser Substanz setzt akut mit Infusionsbeginn ein und sistiert mit Beendigung der Applikation aufgrund der chemischen Instabilität dieser Substanz. Als ganz besonderen Vorteil dieser Substanz ist die somit hervorragende Steuerbarkeit herauszustellen. Wesentlicher Nachteil ist die Tatsache, daß die Anwendung dieser Substanz eine intensive Überwachung erforderlich macht, d. h. Blutdruck und Herzfrequenz müssen während der gesamten Anwendungsdauer engmaschig durch eine entsprechende Sitzwache oder am besten mit Hilfe eines Monitors überwacht werden. Mögliche Nebenwirkungen sind eine Tachykardie, eine Tachypnoe und bei längerfristiger Anwendung über 48 bis 72 Stunden hinausgehend, die Gefahr einer Thiocyanatintoxikation. Aus Nitroprussid-Natrium entsteht in vivo Zyanid. Dieses wird metabolisiert zu Thiocyanat. Bei normalem Stoffwechsel können auch größere Mengen von anfallendem Zyanid entgiftet werden. Mit toxischen Wirkungen, die auf das gebildete Zyanid zurückzuführen sind, ist deshalb nicht zu rechnen. Das aus Zynanid entstehende

Thiocyanat wird sehr langsam über die Nieren ausgeschieden. Bei längerdauernden Infusionen kann es vor allem bei Vorliegen einer Niereninsuffizienz zu einer Intoxikation mit Erbrechen, Somnolenz, Muskelschwäche und Kopfschmerzen kommen. Deshalb sollten bei längerdauernder Applikation die Serumkonzentrationen von Thiocyanat überprüft werden.

Bei Verdacht auf ein Phäochromozytom bzw. bei unbefriedigendem Effekt der angesprochenen Maßnahmen empfiehlt sich ein Versuch mit Phentolamin (Regitin®) (5 bis 10 mg i.v.). Kommt es hierunter zu einem Blutdruckabfall von mehr als 25 mm Hg systolisch, ist dies für das Vorliegen eines Phäochromozytoms verdächtig, jedoch keinesfalls beweisend. Gegebenenfalls müssen entsprechende Spezialuntersuchungen veranlaßt werden, und es sollte zweckmäßigerweise eine Fortsetzung der Therapie mit Alpharezeptorenblocker erfolgen.

Eine Übersicht über die Dosierung, den Wirkungseintritt, die Wirkungsdauer und die wichtigsten Nebenwirkungen dieser für die Behandlung hypertensiver Notfälle geeigneter Pharmaka zeigt Tabelle 1.

Praktisches Vorgehen bei hypertensiven Notfällen

1. Für die ambulante Therapie empfiehlt sich zur Überbrückung der Zeit bis zur Klinikaufnahme die sublinguale Gabe von 10 mg Nifedipin (Adalat®-Kapseln, Kapseln zerbeißen). Bei ausbleibender oder ungenügender Wirkung nach etwa 15 Minuten kann die gleiche oder doppelte Dosis wiederholt werden. Bei Unwirksamkeit dieser Therapie kommen als zweite praestationäre Therapiestufe Urapidil (Ebrantril®) in einer Dosierung von 12,5–25 mg langsam i.v. oder Clonidin (Catapresan®) 0,075–0,15 mg langsam i.v. in Frage. Urapidil bzw. Clonidin können auch gleich zum Einsatz kommen, wenn eine sublinguale Applikation von Nifedipin nicht möglich ist (selbstverständlich unter regelmäßiger und engmaschiger Blutdruck- und Pulskontrolle). Zusätzlich kann evtl., vor allem bei Ödempatienten, Furosemid 40 mg i.v. gegeben werden.

2. In der Klinik bzw. unter stationären Bedingungen können grundsätzlich zunächst die unter 1.) aufgeführten Maßnahmen angewandt werden. Gegebenenfalls läßt sich zusätzlich Dihydralazin (Nepresol®) 6,25 mg langsam i.v. einsetzen. Bei ungenügendem Therapieeffekt kann Diazoxid (Hypertonalum®) in einer Dosis von 150 mg i.v. verabreicht werden. Unter Anwendung dieses Medikamentes sind überschießende drucksenkende Effekte möglich.

Bleibt der Therapieerfolg weiterhin unbefriedigend und ist ein Phäochromzytom nicht sicher ausgeschlossen, empfiehlt sich ein Therapieversuch mit Phentolamin (5 mg, evtl. 10 mg i.v.). Die (nicht absolut spezifische) Wirkung zeigt sich sofort oder garnicht. Im positiven Fall sowie bei bereits gesichertem Phäochromozytom wird die Therapie mit alpha-adrenergen Blockern parenteral (Phentolamin) oder oral (Phenoxybenzamin) fortgesetzt, evtl. in Kombination mit Betarezeptorenblockern [1].

Nur in verbleibenden therapieresistenten Fällen ist unter stationären Bedingungen eines gezielten Monitoring (Intensivüberwachung) die Gabe von Natrium-Nitroprussid unter kontinuierlicher arterieller Blutdruckkontrolle angezeigt. Die Verabreichung erfolgt als i.v. Infusion, möglichst mittels Infusionspumpe und durch einen Venenkatheter. Die Initialdosis beträgt bei Erwachsenen 0,02 mg/min. Die Dosis wird je nach Wirkung vorsichtig gesteigert bis auf maximal 0,9 mg/min.

Bei präterminaler oder terminaler Niereninsuffizienz mit Überwässerung kann ein hypertensiver Notfall manchmal nur durch Hämodialysebehandlung beherrscht werden.

Ist der Patient nicht bewußtlos und der Blutdruck ausreichend kontrolliert, geht man von der parenteralen Behandlung zu einer oralen Dauertherapie über.

Literatur

[1] Bock, K. D.: Die Behandlung hypertensiver Notfälle. Med. Klin. **73** (1978) 377.

[2] Donald, W. J., Gordon, S., Woods, J. W., Perry, H. M. et al.: Intravenous Diazoxide therapy in hypertensive crisis. Amer. J. Card. **40** (1977) 409.

[3] Finnerty, F. A.: Hypertensive encephalopathy. Am. J. Med. **52** (1982) 672.

[4] Empfehlungen zur Hochdruckbehandlung in der Praxis und zur Behandlung hypertensiver Notfälle. Merkblatt der Deutschen Liga zur Bekämpfung des hohen Blutdrucks. Oktober 1984.

[5] Garret, B. N., Kaplan, N. M.: Efficacy of slow infusion of diazoxid in the treatment of severe hypertension without organ hypoperfusion. Amer. Heart J. **3** (1982) 390–394.

[6] Gotzen, R.: Therapie hypertensiver Notfälle. In: Lohmann, F. W. (Hrsg.): Zeitgemäße Hochdrucktherapie, S. 45. VaW-Verlag, München 1983.

[7] Huysmans, F. Th. M., Thien, T. A., Koene, R. A. P.: Combined intravenous administration of diazoxid and beta-blocking agent in acute treatment of severe hypertension or hypertensive crisis. Amer. Heart J. **3** (1983) 395–400.

[8] Keith, Th. A.: Hypertension Crisis. J. Amer. med. Ass. **237** (1977) 1570.

[9] Magometschnigg, D.: Zur Therapie bei hypertonen Krisen. Dtsch. med. Wschr. **107** (1982) 1423–1428.

[10] Rahn, K. H.: Die Behandlung hypertensiver Notfälle. Herz **1** (1976) 180.

[11] Ram, C. V. S.: Hypertensive Encephalopathy. Arch. Intern. Med. **138** (1978) 1852.

[12] Ram, C. V. S., Kaplan, N. M.: Individual titration of Diazoxide. Dosage in the treatment of severe hypertension. Amer. J. Cardiol. **43** (1979) 627.

[13] Strauer, B. E.: Der hypertensive Notfall. Therapiewoche **33** (1983) 1700–1712.

[14] Wambach, G., Kaufmann, W.: Behandlung der hypertensiven Krisen durch Blokkade des Renin-Angiotensin-Systems. Münch. med. Wschr. **124** (1982) 638–640.

[15] Wambach, G., Meurer, K.-A.: Urapidil – Profil eines neuen Antihypertensivum. Münch. med. Wschr. **126** (1984) 1345–1348.

III Das Nationale Blutdruck-Programm

Ziele und Aufbau des Nationalen Blutdruck-Programms

D. Ganten, J. Apfelbach, M. Pötschke-Langer

1 Fortschritte in der Hypertonie-Forschung

Medizinische Entdeckungen und Entwicklungen werden in der jetzigen Zeit dem Menschen immer schneller nutzbar gemacht. Dies soll an zwei Beispielen kurz belegt werden:

Das Renin-Angiotensin-System wurde 1898 von Tigerstedt und Bergmann erstmals beschrieben, 1934 entdeckte Goldblatt die renale Hypertonie, 1960 wurden die Zusammenhänge zwischen dem Renin-Angiotensin-System und dem Aldosteron aufgedeckt, 1980 wurde die Molekularbiologie des Renin-Angiotensin-Systems entschlüsselt. Seit 1980 stehen oral verwendbare Hemmer des Renin-Angiotensin-Systems als blutdrucksenkende Mittel erstmals zur Verfügung. Fast genau 100 Jahre vergingen also von der Entdeckung des Renin-Angiotensin-Systms bis zum therapeutischen Einsatz von Substanzen, die in dieses System pharmakologisch eingreifen.

Das Tempo der heutigen Hypertonie-Forschung kann gut anhand der Entwicklungen des atrialen natriuretischen Peptides (ANP) verdeutlicht werden: 1980 erstmals beschrieben, war 1984 bereits die gesamte Molekularbiologie, Biochemie und Regulation des Systems erkannt. Seitdem wird mit synthetischen Substanzen an der Entwicklung neuer Medikamente gearbeitet. Innerhalb von weniger als 10 Jahren ist auf dem Gebiet des atrialen natriuretischen Peptides der Stand erreicht, für den beim Renin-Angiotensin-System noch fast 100 Jahre notwendig waren [3].

2 Entwicklung des Nationalen Blutdruck-Programms: Die Ausgangslage

Der Fortschritt in der patho-physiologischen Forschung und bei der Neuentwicklung der medikamentösen Therapie des Bluthochdruckes ist rasant. Weniger beeindruckend ist manchmal die Geschwindigkeit, mit der die Ergebnisse der Forschung dem Patienten in der Praxis zugutekommen. Dies ist einer der Gründe, weshalb das Nationale Blutdruck-Programm ins Leben gerufen wurde:

Der wissenschaftliche Fortschritt muß auch auf dem Gebiet der Hypertonie für den Patienten schneller nutzbar gemacht werden.

Das Nationale Blutdruck-Programm ist daher eine Initiative von Wissenschaftlern, Ärzten, Verbänden und Fachgesellschaften mit dem Ziel, durch die Vermittlung des neuesten Standes der Wissenschaft, die Prävention der Hypertonie und eine bessere Erkennung, Behandlung und Betreuung von Patienten mit hohem Blutdruck zu erreichen (Abb. 1).

Ein weiterer Grund für die Notwendigkeit der Entwicklung eines Nationalen Blutdruck-Programmes ist in epidemiologischen Forschungsergebnissen zu sehen. Es wurde beispielsweise bei der Münchener Blutdruckstudie und bei dem Augsburger MONICA-Projekt festgestellt, daß nur 22% der männlichen und 42% der weiblichen Bevölkerung im Raume München bekannte, behandelte und kontrollierte Blutdruckwerte aufwiesen. In Augsburg war diese Situation noch schlechter: Nur 16% der Männer und 34% der Frauen, die therapiebedürftige Blutdruckwerte aufwiesen, wurden so behandelt, wie es dem Stand wissenschaftlicher Erkenntnisse entspricht (Tab. 1). Negativ ausgedrückt heißt das, daß nach den Münchener Ergebnissen 78% aller Männer und 58% aller Frauen nicht so behandelt wurden, wie sie nach dem Stand der Wissenschaft behandelt werden könnten und sollten. Weitere Erhebungen haben gezeigt, daß diese erschreckenden Zahlen in der Tat weitgehend repräsentativ für die Bundesrepublik Deutschland sind. Vergleichen wir diese Situation mit der in

Tabelle 1 Behandlungssituation der Bevölkerung*

	Männer	Frauen
Bekannt, behandelt, kontrolliert	22%	42%
Unbekannt, unbehandelt, oder nicht ausreichend behandelt	78%	58%

* Daten der Münchener Blutdruck Studie

Tabelle 2 Ergebnisse des amerikanischen Blutdruckprogramms

	1972	1982
Hypertonie unbekannt und unbehandelt	49,1%	26,6%
Medikamentöse Behandlung	36,5%	56,2%
Häufigkeit von:		
Hirnschlag		−42%
Koronare Herzkrankheiten		−27%
Arztbesuche wegen Hypertonie		+50%

Nationales Blutdruck-Programm (NBP)

Das Nationale Blutdruck-Programm (NBP) ist eine Initiative von Ärzten und Wissenschaftlern, Verbänden und Fachgesellschaften. Ziel des Nationalen Blutdruck-Programms ist die Prävention der Hypertonie und die bessere Erkennung, Behandlung und Betreuung von Personen mit hohem Blutdruck. Projektträger für das NBP ist das Deutsche Institut zur Bekämpfung des hohen Blutdruckes.
Deutsches Institut zur Bekämpfung des hohen Blutdruckes Heidelberg (DIBHB), Postfach 10 20 40, 6900 Heidelberg 1

Abb. 1

den USA im Jahre 1972, so ist festzustellen, daß dort zu diesem Zeitpunkt etwa 50% aller Hypertoniker unbehandelt waren (Tab. 2). Aufgrund dieser Ergebnisse wurde in den USA 1972 ein National High Blood Pressure Education Program eingerichtet. Nach 10 Jahren Arbeit konnte der Erfolg dieses

Programmes dokumentiert werden: 1982 wiesen nur noch 26,6% der Bevölkerung einen unbehandelten Bluthochdruck auf. Innerhalb von 10 Jahren verbesserte sich die Behandlungsquote also fast um das Doppelte. Damit einher ging eine Verminderung des Hirnschlags als Todesursache in den USA um 42% und eine Verminderung der Inzidenz der koronaren Herzkrankheit um 27%. Die Arztbesuche wegen Hypertonie stiegen um 50%, während Arztbesuche wegen anderer Krankheiten sich in diesem Zeitraum nicht veränderten. Die medikamentöse Behandlung des hohen Blutdruckes stieg von 36% zu Beginn des National High Blood Pressure Education Program im Jahre 1972 auf 56% im Jahre 1982 an. Diese und andere Ergebnisse führten zu der Folgerung, daß die Senkung der Morbidität und Mortalität in den USA eine Folge der besseren Bluthochdruck-Behandlung aufgrund der Aktivitäten des National High Blood Pressure Education Program ist (Tab. 2).

Die Schlüsse aus diesen Vergleichszahlen sind indirekt und lassen daher keine kausalen Aussagen zu. Es gab aber in den letzten 15 Jahren eine große Anzahl von klinisch kontrollierten Studien (Abb. 2), die eindeutig nachweisen konnten, daß die Behandlung des hohen Blutdruckes in der Tat zu einer Verminderung der Herz-Kreislaufmortalität und -morbidität führt [3, 4].

V.A. Study	Veterans Administration Cooperative Study on Antihypertensive Agents
*U.S.P.H.S.	U.S. Public Health Service Study
*H.D.F.P.	Hypertension Detection and Follow-Up Program
*A.T.T.M.H.	Australian Therapeutic Trial in Mild Hypertension
*OSLO	Oslo Study
*M.R.C.	Medical Research Council Trial in Britain
M.R.F.I.T.	Multiple Risk Factor Intervention Trial
WHO Study	World Health Organization Community Control of Hypertension Program
I.P.P.P.S.H.	International Prospective Primary Prevention Study in Hypertension
S.H.B.P.	Schweizerisches Hypertonie-Behandlungsprogramm
HAPPHY	Heart Attack Primary Prevention in Hypertensives
EWPHE	European Working Party on High blood pressure in the Elderly

Abb. 2 Einige Studien zur Überprüfung der Wirksamkeit der Hypertonietherapie

3 Aufbau des Nationalen Blutdruck-Programmes

Die schlechte Behandlungssituation der Hypertoniker einerseits und die erwiesenen Erfolge der Bluthochdruckbehandlung andererseits, ließen es unbedingt notwendig erscheinen, mehr für die Bluthochdruckbehandlung in der Bevölkerung zu tun. Es wurde sehr sorgfältig ein Nationales Blutdruck-Programm vorbereitet (Abb. 3).

Juli 1980	Weißbuch Hypertonie
Oktober 1981	Bericht für die Bundesregierung
1981/82	Münchner Blutdruckprogramm
September 1984	Hypertoniekonferenz Bonn
Juli 1985	Projektbeschreibung NBP
November 1985	1. Nationale Blutdruck-Konferenz, Heidelberg Vorstellung des nationalen Blutdruckprogramms (NBP)

Abb. 3 Vorbereitung des nationalen Blutdruckprogramms

Im Jahre 1980 wurde ein „Weißbuch Hypertonie“ erstellt [1], in dem die wesentlichen Daten auf allen Gebieten der Hypertonie zusammengefaßt sind [1]. Im Auftrage des Bundesministeriums für Forschung und Technologie (BMFT) wurde die Möglichkeit untersucht, ein Nationales Blutdruck-Programm einzurichten. In einem Abschlußbericht für das BMFT wurde 1981 empfohlen, das Nationale Blutdruck-Programm unverzüglich zu starten. Das Münchner Blutdruck-Programm war eine der ersten Aktivitäten auf diesem Gebiet; erstmals wurden epidemiologische Daten zum Bekanntheitsgrad, zur Häufigkeit und zum Behandlungsgrad der Hypertonie in Deutschland erhoben. Im Jahre 1984 wurde in einer ersten öffentlichen Pressekonferenz zusammen mit der Bundesärztekammer dieses Zahlenmaterial bekanntgegeben und die Schwerpunkte des Nationalen Blutdruck-Programmes der Öffentlichkeit dargestellt.

An NBP beteiligte Organisationen und Verbände

*Die deutsche Liga zur Bekämpfung des hohen Blutdrucks
*Das deutsche Institut zur Bekämpfung des hohen Blutdrucks (DIBHB)
*Das Münchner Blutdruckprogramm
*Das Medis Institut der GSF München
*Das IDIS Institut Bielefeld
*Verschiedene Universitätsinstitute
*Die Bundesärztekammer und verschiedene Landesärztekammern
*Die deutsche Gesellschaft für Innere Medizin
*Die deutsche Gesellschaft für Allgemeinmedizin
*Die deutsche Gesellschaft für Ernährung
*Die deutsche Gesellschaft für Herz-Kreislaufforschung
*Die deutsche Herzstiftung
*Die Weltgesundheitsorganisation
*Die World Hypertension League (WHL)
*Das National Heart Lung Blood Institute (USA)
u. a.

Abb. 4

Es wurde ebenfalls deutlich gemacht, daß die Behandlung der Hypertonie ein Thema für die niedergelassene Ärzteschaft ist, die besonders aufgerufen wurde, im Rahmen des Nationalen Blutdruck-Programmes mitzuarbeiten. Im Jahre 1985 wurde dann die erste Nationale Blutdruck-Konferenz in Heidelberg veranstaltet, an der neben der Deutschen Hochdruck-Liga und dem Deutschen Institut zur Bekämpfung des hohen Blutdruckes das Münchner Blutdruck-Programm, die Bundesärztekammer, mehrere Landesärztekammern und Vertreter vieler anderer Organisationen teilnahmen (Abb. 4).

4 Prävention der Hypertonie als Ziel des Nationalen Blutdruck-Programmes

Die verschiedenen Schweregrade der Hypertonie: milde Hypertonie, mittelschwere Hypertonie und schwere Hypertonie stellen ein Kontinuum dar sowohl hinsichtlich der Blutdruckhöhe, als auch hinsichtlich des Risikos, das mit der Hypertonie verbunden ist. Für die milde Hypertonie wurden die Grenzen von 90 mm Hg bis 104 mm Hg diastolisch festgelegt. Therapeutisches Ziel ist die Senkung des Blutdruckes unter 90 mm Hg diastolisch und 140 mm Hg systolisch. Bei Patienten mit chronisch erhöhten Blutdruckwerten über 100 mg Hg diastolisch ist in den meisten Fällen eine medikamentöse Behandlung notwendig. Bei Patienten mit diastolischen Blutdruckwerten zwischen 90 und 100 mm Hg muß mit medikamentöser Therapie im Einzelfall zurückhaltend umgegangen werden, da das individuelle Risiko des einzelnen Patienten, einen Schlaganfall zu erleiden oder von einer koronaren Herzkrankheit betroffen zu werden, gering ist. Die Patienten mit milder Hypertonie sind aber ebenfalls gefährdet, und sie machen die Mehrzahl aller Hypertoniker aus. Bei diesen Patienten sollte die Therapie nicht-medikamentös beginnen mit allgemeinen Maßnahmen, wie beispielsweise dem Abbau des häufig vorhandenen Übergewichts, mit ausreichender körperlicher Aktivität, Reduktion des häufig übermäßigen Salzgenusses, Verzicht auf Nikotin, gesündere Ernährung etc.. Der Patient mit milder Hypertonie sowie sein behandelnder Arzt können in dieser Situation besser motiviert werden, diese Allgemeinmaßnahmen durchzuführen als bei Kreislaufgesunden und der Erfolg der Maßnahmen kann durch Blutdruckmessung oder Blutdruckselbstmessung verfolgt werden. Da die gering erhöhten Blutdruckwerte im allgemeinen noch keine Beschwerden machen, solange keine Folgekrankheiten an Organen aufgetreten sind, gewinnt dieses nicht-medikamentöse „Behandlungsprogramm" der milden Hypertoniker durch den Abbau von Risikofaktoren präventiven Charakter. Das Nationale Blutdruck-Programm hat sich die Prävention als Ziel gesetzt [2].

5 Organisation des Nationalen Blutdruck-Programmes

Inhaltlich und organisatorisch wird das Nationale Blutdruck-Programm durch ein Leitungsgremium geführt, das sich zur Zeit aus vier Mitgliedern zusammensetzt, qua Amt dem Vorsitzenden der Deutschen Hochdruck-Liga und dem wissenschaftlichen Geschäftsführer des Deutschen Hochdruck-Institutes sowie Professor U. Keil (MEDIS-Institut, München und Universität Bochum) und Privat-Dozent Dr. Laaser (IDIS-Institut, Bielefeld) (Abb. 5). Das Leitungsgremium beruft einen Koordinationsausschuß, in dem alle Fachgesellschaften und Organisationen vertreten sind, die sich für das Thema Bluthochdruck interessieren und die sich mit den Aufgaben und Zielen des Nationalen Blutdruck-Programmes identifizieren. In diesem Koordinationsausschuß sind beispielsweise wichtige medizinische Fachgesellschaften vertreten (vgl. Abb. 3).

Ein ehrgeiziges Programm, wie das Nationale Blutdruck-Programm, kann nur erfolgreich arbeiten, wenn es von einer großen Zahl von Fachgesellschaften, von der Ärzteschaft, wie auch von anderen Gesellschaften und Laienorganisationen mitgetragen wird. Insofern kommt dem Koordinationsausschuß eine wesentliche Aufgabe für die inhaltliche Gestaltung des Nationalen Blutdruck-Programmes und für die Weitertragung seiner Ideen und Initiativen zu. Das Koordinationssekretariat unterstützt das Leitungsgremium. Um einen Wildwuchs von Aktivitäten, die inhaltlich nicht mehr aufeinander abgestimmt sind, zu verhindern, hat das Koordinationssekretariat auch die Aufgabe, die Kriterien und Standards der verschiedenen Programme zu überwachen und darauf zu achten, daß die Wissenschaftlichkeit der Arbeit eingehalten wird und die Ver-

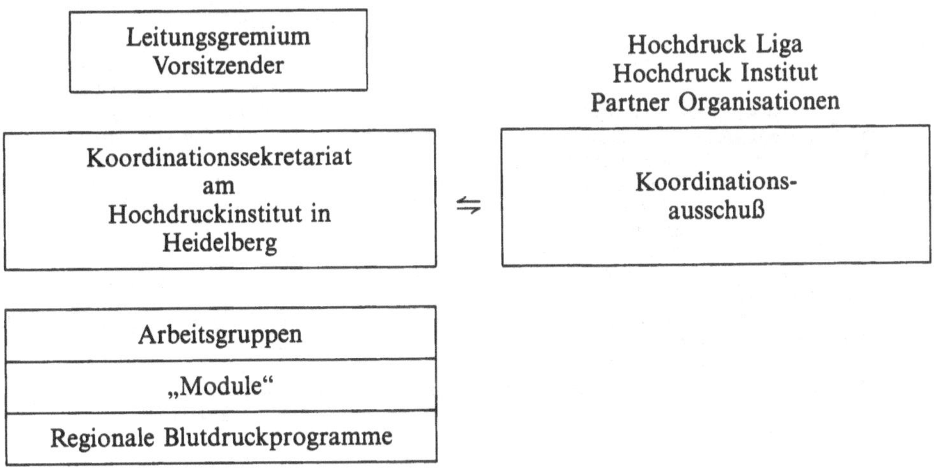

Abb. 5. Organisation des Nationalen Blutdruckprogrammes

Nationales Blutdruck-Programm (NBP)

INFO 1/86

Das Nationale Blutdruck-Programm (NBP) ist eine Initiative von Ärzten und Wissenschaftlern, Verbänden und Fachgesellschaften.
Projektträger für das NBP und Herausgeber der NBP Informationen ist das Deutsche Institut zur Bekämpfung des hohen Blutdruckes (DIBHB), Postfach 102640, 6900 Heidelberg 1, Bankkonto: Bank für Gemeinwirtschaft Heidelberg Nummer 10750497 (BLZ 672 101 11).
Verantwortlich für den Inhalt: Jörg Apfelbach.

NBP INFORMATIONEN 1/86

Editorial

Sehr geehrte Frau Kollegin!
Sehr geehrter Herr Kollege!

Herzkreislaufkrankheiten sind in der Bundesrepublik Deutschland das größte gesundheitliche Problem. Herzkreislaufkrankheiten sind Ursache für fast die Hälfte aller Todesfälle und führen zu einer hohen Frühsterblichkeit und vorzeitigen Invalidität. Bluthochdruck stellt einen der bedeutsamsten Risikofaktoren für Herzkreislaufkrankheiten, wie Hirnschlag, Herzversagen, Arterienverkalkung, Herzinfarkt und Einschränkung der Nierenfunktion dar.

Im Gegensatz zu anderen großen Volkskrankheiten wie Krebs und Rheuma kann Bluthochdruck fast immer gut therapiert und die Folgekrankheiten verhindert oder reduziert werden. Von den Personen mit Bluthochdruck wird zur Zeit allerdings nur ein geringer Teil so behandelt, daß dadurch eine Normalisierung des Blutdrucks erreicht wird.

Einer der ersten Schritte, diese unbefriedigende Situation zu verbessern, war der Zusammenschluß von interessierten Fachleuten aus dem Bereich der Universitäten, Kliniken, aus der ärztlichen Praxis und aus der Industrie in der Deutschen Hochdruckliga im Jahre 1974. Die Hochdruckliga hat bis heute eine Vielzahl von Merkblättern und Richtlinien ausgearbeitet und veröffentlicht, welche die Grundlagen lieferten für eine Verbesserung der ärztlichen Fortbildung und der Aufklärung der Bevölkerung. Auf den jährlich stattfindenden Tagungen der Hochdruckliga und in

Fortsetzung S. 2

Nachrichten

Milde Hypertonie: Von den Studien zur Praxis
Konsensuskonferenz in Königstein am 4.–7. Dezember 1985. Veranstalter: Weltgesundheitsorganisation, International Society of Hypertension, Deutsches Hochdruck Institut.
Die Ergebnisse dieser Konferenz sind in den „Guidelines for the Treatment of Mild Hypertension" niedergelegt. Die deutsche Übersetzung wird derzeit angefertigt. Wesentliche Ergebnisse sind die Erkenntnis, daß die Einordnung von Personen mit milder Hypertonie lange Zeit in Anspruch nehmen kann und Kontrollen des Blutdrucks über mehrere Monate notwendig macht. Ziel ist die Senkung des Blutdrucks unter 90 mmHg diastolisch und unter 140 mmHg systolisch. Im Vordergrund der Therapie der milden Hypertonie liegen nicht medikamentöse Maßnahmen, sondern in erster Linie Aufgabe des Rauchens, Reduktion übermäßigen Alkoholkonsums und der Salzaufnahme sowie Verbesserung der körperlichen Aktivität und Abbau des Übergewichts. Bei den Medikamenten stehen die lange bewährten Substanzen wie Diuretika und Beta-Blocker im Vordergrund. Für neuere Antihypertensiva mit zum Teil bisher noch unbekannten Nebenwirkungsrisiken gilt, daß das Risiko der medikamentösen Behandlung nicht das Risiko leicht erhöhter Blutdruckwerte übersteigen sollte.

Erste Nationale Blutdruck-Konferenz
27. November 1985, Heidelberg
Im Rahmen der 9. Jahrestagung der Deutschen Liga zur Bekämpfung des Hohen Blutdruckes fand am 27. November 1985 die erste Nationale Blutdruck-Konferenz der Bundesrepublik Deutschland statt. Dabei wurden das Nationale Blutdruckprogramm und seine bereits erprobten Bausteine vorgestellt.

Nähere Informationen über NBP.

1

Abb. 6

lautbarungen im Namen des Nationalen Blutdruck-Programmes dem Stand der Wissenschaft entsprechen. Vom Koordinationssekretariat wird ebenfalls die Pressearbeit des Nationalen Blutdruck-Programmes koordiniert und ein Informationsblatt (NBP-Info) (Abb. 6) herausgegeben, das Internisten und Allgemeinmediziner in der Bundesrepublik erreicht.

Die Arbeit des Nationalen Blutdruck-Programmes erfolgt im Rahmen von sog. Modulen (Abb. 7a, b). Diese Module stellen die eigentlichen Aktionsprogramme des Nationalen Blutdruck-Programmes dar. Sie können in bestimmten Regionen gebündelt werden zu einem regionalen Blutdruck-Programm, wie beispielsweise in München zum Münchner Blutdruck-Programm.

Module

- Blutdruckmeßkurse
  (Ärzte, Assistenzpersonal, Laien)
- Programme zur Patientenführung und Qualitätssicherung
  Die Blutdruckbehandlung in der ärztlichen Praxis („Qualimed“, H.I.T. etc.)
- Gesundheitsberatung, Gruppentherapie
  („Integratives Therapie-Modell“, „Sandoz Hochdruck-Service“, „Hypertonie im Gepräch“ etc.)
- Patientenseminare
- Betriebsscreening

Abb. 7a

Module

- Pressedienst: Laienpresse
  Fachpresse
- Telefonischer Informationsdienst
- Neue Medien: BTX
  Bildplatte
- Schulprogramme
- „Motto des Jahres“
- Nationale Blutdruckkonferenz

Abb. 7b

6 Forschung ist die tragende Kraft

Neben den Aktionsprogrammen gibt es eine Reihe von begleitenden Forschungsprojekten. Bei allen Aktivitäten ist es immer wieder wichtig, zu überprüfen, was tatsächlich erreicht wird, um die erfolgreichen von den weniger erfolgreichen Programmen unterscheiden zu können. Zur Kontrolle des Erfolges und zur Entwicklung neuer Maßnahmen wird daher intensive Begleitforschung betrieben. Ziel des Nationalen Blutdruck-Programmes ist es, dafür zu sorgen, daß neue wissenschaftliche Erkenntnisse dem Patienten (Behandlung) und der gesamten Bevölkerung (Prävention) schneller zugute kommen. Wie dieses wichtige Ziel am besten erreicht wird, ist eine Wissenschaft für sich.

„Wissenschaft für die Menschen" ist ein Motto des Nationalen Blutdruck-Programmes. Hierfür engagieren sich die Wissenschaftler; insbesondere hängt der Erfolg des Nationalen Blutdruck-Programmes aber auch davon ab, daß sich alle Ärzte, insbesondere die praktizierende Ärzteschaft, die medizinischen Fachgesellschaften und andere Verbände, Gesundheitspolitiker und die betroffene sowie die noch nicht betroffene Bevölkerung dafür engagieren, den hohen Blutdruck und dessen Folgen zu vermeiden. Hypertonie-Bekämpfung ist eines der wichtigsten und voraussagbar erfolgreichsten Gesundheitsprogramme. Alles hängt davon ab, wie intensiv wir daran arbeiten. Jeder einzelne erkannte, behandelte und betreute Hypertoniker trägt zum Erfolg des Programmes bei.

Literatur

[1] Ganten, D. (Hrsg.): Weißbuch Hypertonie. Schattauer Verlag, Stuttgart-New York 1980.

[2] Ganten, D.: Prävention der Hypertonie – Verbesserung der Erkennung und Behandlung des Bluthochdruckes. Münchener Med. Wochenschrift **48** (1985) 1093–1096.

[3] Ganten, D. (Hrsg.): Lehrbuch der Hypertonie. Schattauer Verlag, Stuttgart-New York 1980.

[4] Keil, U., Remmers, A., Chambless, L. et al.: Epidemiologie des Bluthochdruckes. Münchner Med. Wochenschrift **23** (1986) 424–429.

Befunde zur gegenwärtigen medizinischen Versorgung von Hypertonikern in der Bundesrepublik Deutschland

H.-W. Hense

1 Einleitung

Seit vielen Jahren ist bekannt, daß der hohe Blutdruck (arterielle Hypertonie) in den industrialisierten Ländern zu den chronischen Erkrankungen mit der größten Häufigkeit (Prävalenz) gehört. Da die Hypertonie als einer der wichtigsten Risikofaktoren für die Entstehung kardiovaskulärer Folgekrankheiten angesehen werden muß, stellt ihre erfolgreiche Bekämpfung eine wesentliche medizinische Aufgabe dar. Im Verlauf der folgenden Darstellung soll versucht werden, den gegenwärtigen Wissensstand zur Prävalenz der arteriellen Hypertonie in der Bundesrepublik Deutschland darzustellen. Darüber hinaus wird erläutert, was über die Versorgungssituation der Hypertoniker in der BRD zur Zeit bekannt ist. Daran werden sich einige allgemeine Überlegungen zu den Möglichkeiten einer Verbesserung der Hypertoniekontrolle anschließen sowie ein Ausblick auf die damit zu erreichenden Erfolge.

2 Prävalenz der arteriellen Hypertonie in der Bundesrepublik Deutschland

Zu Beginn der 80er Jahre wurden von unserer Arbeitsgruppe zwei repräsentative Querschnittsuntersuchungen der Bevölkerung von München (1980/81) und Lübeck (1984) durchgeführt [1, 2]. Sie hatten das Ziel, die Häufigkeit der arteriellen Hypertonie in der Bevölkerungsgruppe der 30–69jährigen in diesen beiden Städten zu bestimmen und den Bekanntheits-, Behandlungs- und Kontrollgrad der Hypertonie zu untersuchen. In diesen mit praktisch gleichen Untersuchungsmethoden durchgeführten Studien wurden drei Blutdruckmessungen mit einem Random-Zero-Sphygmomanometer vorgenommen. Sie fanden nach einem standardisierten Interview statt. Die Messung erfolgte am rechten Oberarm der sitzenden Probanden. Die Druckablaßgeschwindigkeit aus der Manschette war auf 2–3 mm/s festgelegt. Die Blutdruckwerte wurden auf 2 mm Hg genau abgelesen.

Zwischen den einzelnen Messungen mußten Abstände von mindestens 3 Minuten eingehalten werden. Den hier vorgelegten Berechnungen liegt der Mittelwert aus zweiter und dritter Messung zugrunde. Als hyperton wurden solche Teilnehmer eingestuft, die entweder Antihypertensiva einnahmen oder aber einen systolischen Blutdruck von $\geq$ 160 mm Hg und/oder einen diastolischen Blutdruck von $\geq$ 95 mm Hg aufwiesen. Sie werden in den Abbildungen als „wirkliche Hypertoniker" bezeichnet.

Tabelle 1 gibt die Studienergebnisse aus München wieder. Es zeigte sich, daß bei Männern insgesamt die Häufigkeit der Hypertonie höher war als bei Frauen und daß in beiden Geschlechtsgruppen diese Häufigkeit mit dem Alter zunahm. Dabei war der Unterschied zwischen den Geschlechtern unterhalb des 50. Lebensjahres deutlich stärker ausgeprägt. Jenseits der Menopause glich sich dieser Unterschied aus. Insgesamt war etwa ein Fünftel der 30–69jährigen betroffen.

Tabelle 1 enthält zum Vergleich die Ergebnisse der Lübecker Blutdruck-Studie. Auch hier fanden sich ähnliche Charakteristika. Insgesamt war die Prävalenz der Hypertonie bei Männern und Frauen zwar höher als in München, die Alters- und Geschlechtsabhängigkeiten waren jedoch ähnlich. Diese Befunde stehen im wesentlichen im Einklang mit Befunden ähnlicher Untersuchungen aus europäischen Ländern und den USA.

Eine gewisse Einschränkung muß bei der Betrachtung dieser Zahlen jedoch gemacht werden. Die Empfehlungen sowohl der Weltgesundheitsorganisation als auch verschiedener Expertengremien beinhalten den Hinweis [3], daß für die klinische Diagnose einer Hypertonie, insbesondere im Bereich der milden

Tabelle 1 Prävalenz der wirklichen Hypertonie (MBS H, 1980/81 und LBS, 1984)

	Lübeck		München	
	n	Prävalenz %	n	Prävalenz %
Männer	1068	27,3 (26,7)	1042	22,7 (23,3)
30–39 Jahre	224	16,5	302	11,3
40–49 Jahre	381	23,6	326	21,8
50–59 Jahre	267	31,8	232	31,9
60–69 Jahre	196	40,3	182	31,9
Frauen	1291	24,2 (21,7)	1174	18,5 (17,5)
30–39 Jahre	265	5,7	298	3,4
40–49 Jahre	376	17,0	319	12,9
50–59 Jahre	319	31,4	315	25,1
60–69 Jahre	331	40,2	242	36,0

( ) In Klammern sind die altersstandardisierten Prävalenzraten angegeben. Als Standardpopulation wurde die Gesamtbevölkerung (30–69 Jahre) der BRD von 1980 gewählt.

Bekanntheitsgrad- und Behandlungsgrad des hohen Blutdrucks
bei 30–69jährigen Hypertonikern

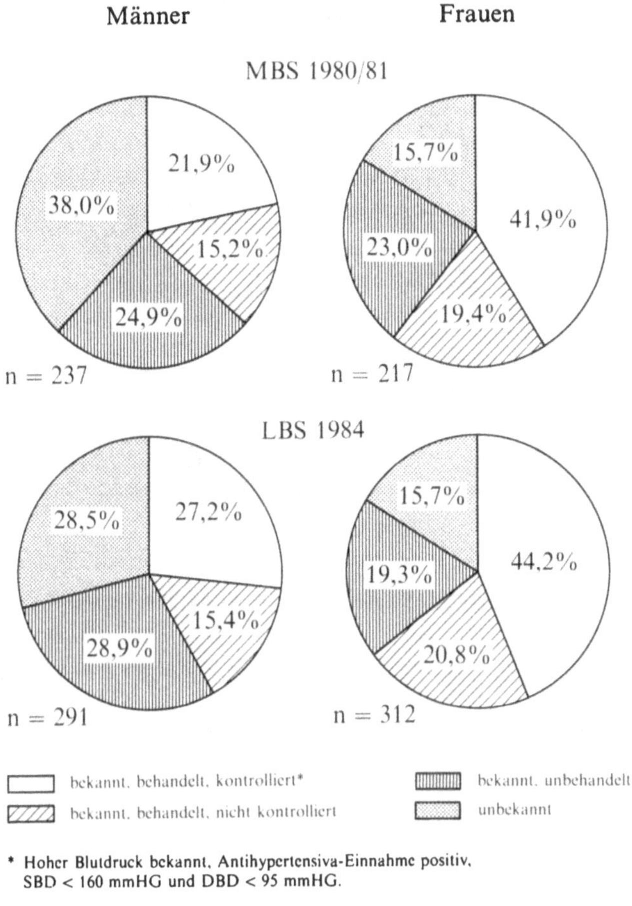

Abb. 1 Bekanntheits- und Behandlungsgrad der wirklichen Hypertonie (MBS H, 1980/81 und LBS, 1984)

Hypertonie, mehrmalige Blutdruckmessungen zu verschiedenen Zeitpunkten erforderlich sind, um zu einer zuverlässigen Diagnose zu kommen. Diese Möglichkeit war im Rahmen der von uns durchgeführten Studien nicht gegeben, da mehrmalige Wiederholungsuntersuchungen im Abstand von einigen Wochen nicht praktikabel waren. Es ist deshalb anzunehmen, daß die hier angegebenen Hypertonieprävalenzen einen gewissen Grad der Überschätzung beinhalten, der dadurch entstanden sein kann, daß initial erhöhte Blutdruckwerte bei nachfolgenden Untersuchungen dazu tendieren, unter die von uns benutzte Grenze für die Hypertonie zu fallen.

Abbildung 1 zeigt, wie sich der Bekanntheits-, Behandlungs- und Kontrollgrad der Hypertonie bei den von uns während der beiden Blutdruck-Studien

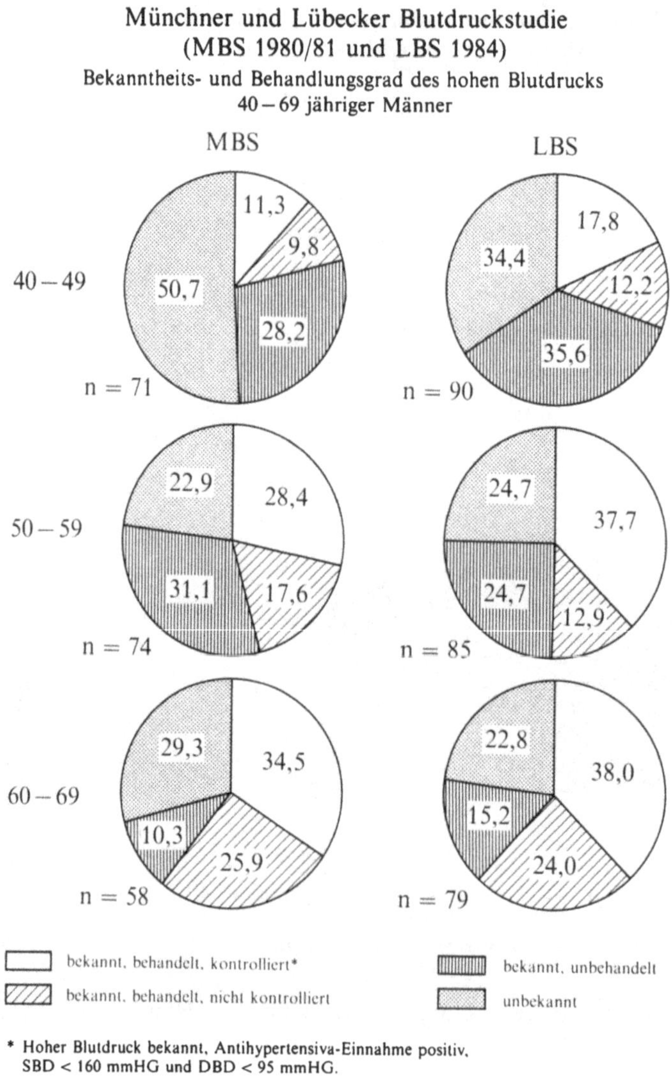

Abb. 2 Altersabhängigkeit des Bekanntheits- und Behandlungsgrades bei 40 – 69jährigen Männern (MBS I und LBS im Vergleich)

untersuchten Hypertonikern dargestellt hat. Es wird deutlich, daß die Verhältnisse in München bei Männern und Frauen recht unterschiedlich waren. Während bei Männern der Kontrollgrad der Hypertonie relativ gering war, war er bei Frauen mit 42% fast doppelt so hoch. Insgesamt fanden sich auch deutlich mehr behandelte Frauen als Männer. Der Anteil unbekannter Hypertoniker war bei Männern mehr als doppelt so hoch als bei Frauen. Auch hier zum Vergleich die Verhältnisse in Lübeck. Wiederum fanden wir im Prinzip ein ähnliches Bild. Insgesamt ist der Kontroll- und Behandlungsgrad bei Männern und Frauen jedoch etwas höher als in München. Die hier abgebildeten Diagramme stellen eine Zusammenfassung der Befunde aller Teilnehmer dar, d. h. sie summieren die gesamten Altersgruppen von 30 bis 69 Jahren.

Bei einer eingehenderen Analyse des Bekanntheits- und Behandlungsgrades (Abb. 2) zeigt sich, daß es nicht nur einen Unterschied zwischen Männern und Frauen gibt, sondern daß auch eine deutliche Altersabhängigkeit des Behandlungs- und Kontrollgrades der Hypertonie besteht. Es findet sich gegenwärtig insbesondere bei Männern des jüngeren Alters eine sehr schlechte Versorgungssituation. Durch die von uns durchgeführte Erhebung innerhalb einer Survey-Untersuchung kommt es zwar zu einer gewissen Überschätzung des Anteils unentdeckter Hypertoniker und in Relation dazu zu einer Unterschätzung des Behandlungsgrades der Hypertonie. An den charakteristischen Zusammenhängen von Alter und Geschlecht mit dem Bekanntheits- und Behandlungsgrad ändert dies jedoch nichts.

3 Möglichkeiten zur Verbesserung der Versorgung von Hypertonikern in der Bundesrepublik Deutschland

Abbildung 3 gibt einen schematischen Überblick über die Stufen der medizinischen Versorgung von Hypertonikern, wie sie für die Zwecke des Münchner Blutdruck-Programmes erarbeitet worden ist [4].

Ein erster Schritt auf dem Weg zur Bekämpfung der Hypertonie ist die primäre Prävention auf der Ebene der Gesamtbevölkerung. Hierzu stehen verschiedene Möglichkeiten zur Verfügung. Die Komplexität dieses Punktes verhindert jedoch, daß wir in dem hier gegebenen Zusammenhang näher darauf eingehen. Bei schon manifester Hypertonie stellt die Entdeckung von Personen mit hypertonen Blutdruckwerten aus der Gesamtbevölkerung einen wesentlichen Schritt dar. Diese Entdeckung oder Erkennung sollte möglichst früh geschehen (Früherkennung). Der entdeckte Verdachtsfall einer „Hypertonie" muß mehrmals nachuntersucht werden. Läßt sich die Diagnose sichern,so haben wir es mit einem Patienten mit Hypertonie zu tun. Auf der nächsten Stufe muß abgeklärt werden, ob es sich um eine primäre oder sekundäre Hypertonie handelt. Im weiteren werden wir uns im wesentlichen mit der sehr häufigen (ca. 90–95%) primären Hypertonie beschäftigen. Der Beginn einer adäquaten Therapie soll gewährleisten, daß die Hypertonie mit pharmakologischen oder nicht-pharmakologischen Methoden gesenkt wird. Der weitere Erfolg dieser Behandlung ist letztendlich abhängig von der Compliance, sowohl des Arztes als auch des Patienten. Erst wenn auch auf dieser letzten Stufe des Versorgungsprozesses eine anhaltende adäquate Betreuung gewährleistet ist,

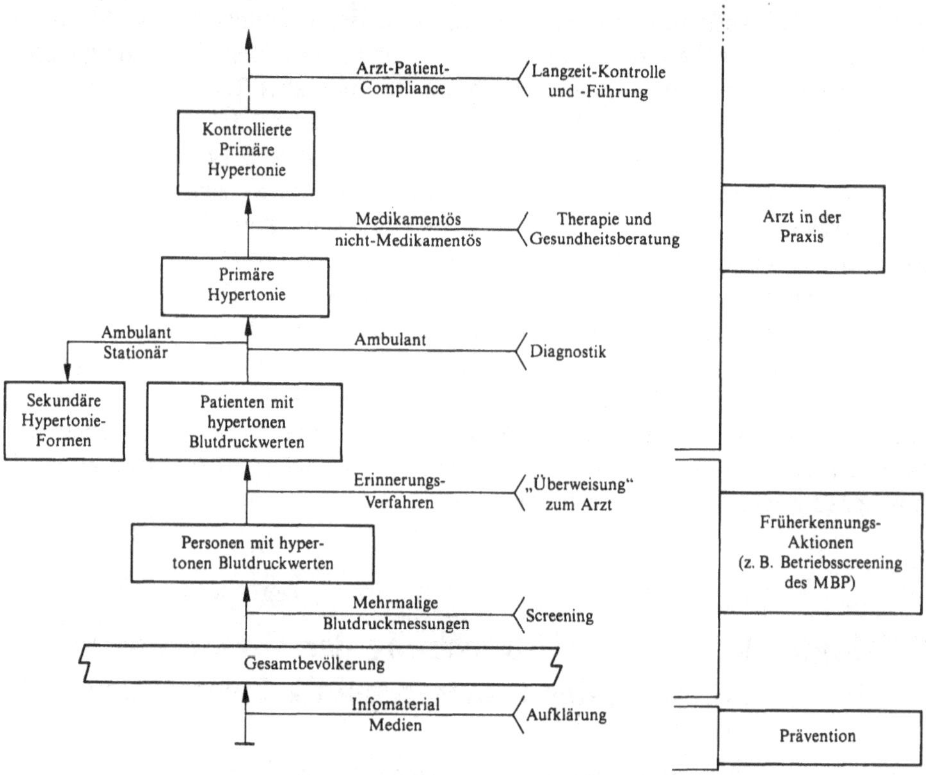

Abb. 3 Stufen der Hypertonieversorgung

kommt es zu einer langzeitigen Blutdruck-Kontrolle. Zusammenfassend lassen sich also drei zentrale Entscheidungspunkte in diesem Prozeß festmachen:

1. Entdeckung des Hypertonikers (und Sicherung der Diagnose)
2. Beginn einer adäquaten Behandlung
3. Arzt-Patient-Compliance

In den 70er Jahren etablierte sich der Begriff der „Regel der Hälften" (Abbildung 4). Diese Regel besagte, daß wir von 100 Hypertonikern in der Bevölkerung nur etwa die Hälfte entdecken; von diesen 50 entdeckten Hypertonikern wird nur etwa die Hälfte behandelt. Von den verbliebenen 25 behandelten Hypertonikern wird nur etwa die Hälfte langzeitig kontrolliert, so daß wir zwischen 12% und 13% langzeitig kontrollierte Hypertoniker erhalten.

Bei jedem Schritt des Versorgungsprozesses des Hypertonikers verlieren wir nach dieser Regel etwa die Hälfte. Diese Situation hat sich inzwischen in der BRD deutlich gebessert, wie die zuvor angegebenen Befunde zum Bekanntheits- und Behandlungsgrad klar werden lassen. Wir können davon ausgehen (Abbildung 5), daß etwa 75% der Hypertoniker entdeckt werden. Von diesen entdeck-

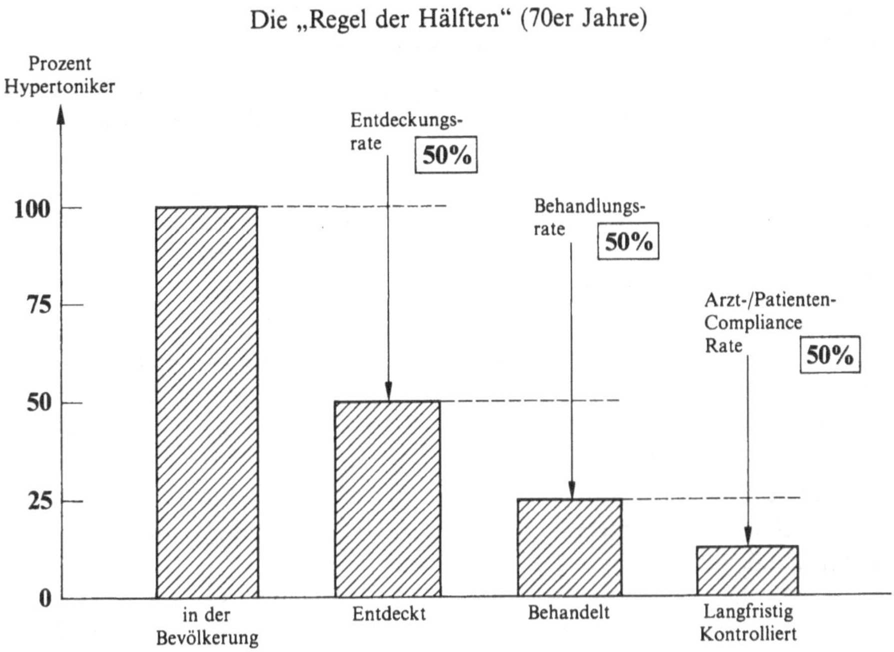

Abb. 4 Regel der Hälften

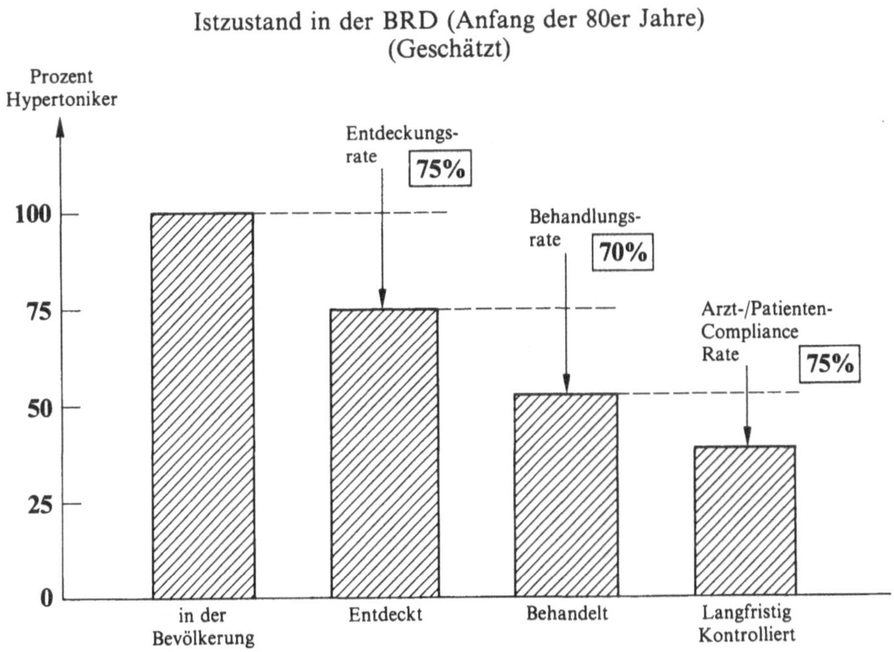

Abb. 5 Ist-Zustand (BRD)

ten Hypertonikern werden zwischen 65 und 70% behandelt, so daß von 100 Hypertonikern der Gesamtbevölkerung etwa 50 behandelt werden. Etwa 3/4 dieser behandelten Hypertoniker sind auch langzeitig kontrolliert. Wir kommen somit zu einem Bereich, der auf 100 Hypertoniker in der Bevölkerung zwischen 35 und 40 kontrollierte Hypertoniker ausweist. Auch hier ist wieder ergänzend hinzuzufügen, daß die gegenwärtige Situation eher als etwas besser anzunehmen ist, da unsere Erhebungsinstrumente dazu neigen, den Entdeckungsgrad wie auch den Behandlungsgrad zu unterschätzen. Der Behandlungs- und Kontrollgrad bei Frauen ist insgesamt deutlich höher als bei Männern.

Die folgende Abbildung (Abbildung 6) soll verdeutlichen, daß selbst bei Annahme fast idealer Bedingungen der zu erwartende Kontrollgrad vielleicht für manchen enttäuschend niedrig ist. Selbst unter der Annahme einer Dunkelziffer von nur 5%, d. h. einem Anteil von 95% bekannten Hypertonikern, einem Behandlungsgrad dieser erkannten Hypertoniker von 90% und einer Arzt-Patient-Compliance von 90%, können wir langfristig nur einen Kontrollgrad von etwa 75% erwarten. Die Realität liegt allerdings von dem hier geschilderten Idealzustand noch weit entfernt.

Ich möchte abschließend einen Ausblick darauf geben, was ein Nationales Blutdruck-Programm bezüglich dieser Frage zu leisten vermag. In den USA war der Bekanntheits- und Behandlungsgrad der Hypertonie in den 70er Jahren schlechter als er es heute bei uns in der BRD ist. Das Vorbild des Nationalen

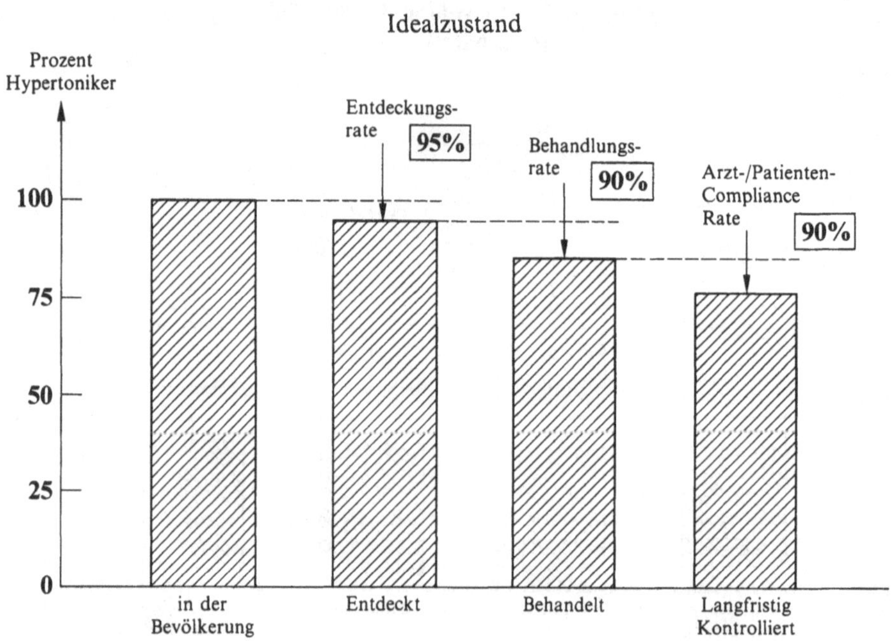

Abb. 6 Idealzustand

Tabelle 2 Vergleich MBS, LBS, NHLBI-Projekt (Männer und Frauen gemeinsam)

		MBS 1980/81 30–69 J.	LBS 1984 30–69 J.	NHLBI 1982–84 18–74 J.
Hypertonieprävalenz (Antihypertensiva oder ≥ 160/95 mm HG)	%	20,5	25,6	19,8
Anteil bekannter Hypertoniker	%	73	78	85
Anteil behandelter Hypertoniker	%	49	54	74
Anteil kontrollierter Hypertoniker	%	31,5	36	57

Blutdruck-Programmes der BRD, das National High Blood Pressure Education Program (NHBPEP) in den Vereinigten Staaten, hat hier einen deutlichen Fortschritt erreicht.

Tabelle 2 stellt die Ergebnisse aus der Münchner Blutdruck Studie, der Lübecker Blutdruck Studie und einem Demonstrationsprojekt des Nationalen Blutdruck-Programmes in den USA [6] einander vergleichend gegenüber. Es ist erkennbar, daß sich die Verhältnisse zwischen der Münchner und der Lübecker Studie leicht verändert haben. Insgesamt könnte man hieraus einen positiven zeitlichen Trend ablesen, wenn man die räumlichen Unterschiede, deren Einfluß uns unbekannt ist, außer Acht lassen würde. Das amerikanische Projekt konnte in den Jahren 1982–1984 nachweisen, daß 85% der Hypertoniker entdeckt waren, daß 74% der Hypertoniker behandelt wurden und daß 57% aller Hypertoniker kontrolliert waren. Die Situation in den USA ist inzwischen also deutlich besser als in der BRD. Die Erhebungsinstrumente waren denen vergleichbar, die wir auch in München und Lübeck angewandt haben. Allerdings sind die Ergebnisse nicht auf eine nach Geschlechts- und Alterszusammensetzung einheitliche Bezugspopulation standardisiert. Das amerikanische Ergebnis läßt dennoch den Schluß zu, daß durch konzertierte Anstrengungen eine deutliche Verbesserung des Versorgungsgrades der Hypertonie in der Bevölkerung erreicht werden kann.

Frühzeitige Entdeckung, effektive Behandlung und Langzeit-Compliance von Arzt *und* Patient sind die Kernpunkte auf dem Wege zu einer Verbesserung der Hypertonikerbetreuung. Der Grad der Früherkennung muß sich vor allem bei jüngeren, insbesondere männlichen Hypertonikern verbessern. Sie werden z. Zt. noch zu wenig vom niedergelassenen Arzt erfaßt. Die Behandlung der Hypertonie mit nicht-medikamentösen Maßnahmen sollte intensiviert werden, obwohl ihre Langzeitwirksamkeit noch fraglich ist und von den behandelnden Ärzten skeptisch beurteilt wird. Ihr breiter Einsatz – gerade bei nur gering erhöhten Blutdruckwerten – ist wegen der geringen Nebenwirkungen und Kosten bevölkerungsmedizinisch sehr zu empfehlen. Für die Arzt-Patienten-Compliance schließlich ergeben sich vielversprechende Aspekte durch die Einrichtung EDV-gestützter Dokumentationssysteme in der Arztpraxis.

Literatur

[1] Stieber, J. et al.: Häufigkeit, Bekanntheits- und Behandlungsgrad der Hypertonie in einer Großstadtbevölkerung. Ergebnisse der Münchner Blutdruck-Studie I, Münch. Med. Wchschr. **124** Nr. 35 (1982) 747–752.
[2] Keil, U. et al.: Epidemiologie des Bluthochdruckes, Münch. Med. Wchschr. **128**, Nr. 23 (1986) 424–429.
[3] 1986 Guidelines for the Treatment of Mild Hypertension: Memorandum from a WHO/ISH Meeting, J. Hypert. Nr. 4 (1986) 383–396.
[4] Hense, H.-W. et al.: Fortbildung als eine Strategie des Münchner Blutdruck-Programmes. MBP-Heft 3, GSF/Medis-Institut, Neuherberg bei München 1985.
[5] Ganten, D.: Prävention der Hypertonie, Verbesserung der Erkennung und Behandlung des Bluthochdruckes. Münch. Med. Wchschr. **127**, 48 (1985) 1093–1096.
[6] Roccella, E.: Persönl. Mitteilung.

Hypertoniediagnose und Hypertonietherapie aus der Sicht niedergelassener Ärzte

U. Härtel

1 Einleitung

Im Rahmen des „Hypertension Research Action Programs" (HYRAP) der WHO in Kopenhagen wird seit 1984 das Projekt „Assessment of Levels of Hypertension Control and Management" vorbereitet und durchgeführt. Hauptziel dieses Programms ist es, den gegenwärtigen Stand der Hypertoniebehandlung und -kontrolle in verschiedenen Gebieten Europas zu erfassen und zu bewerten. Die gewonnenen Informationen sollen langfristig dazu dienen, in den untersuchten Gebieten die Hypertonie besser als bisher unter Kontrolle zu bringen.

Das genannte Projekt der WHO umfaßt:

1. Repräsentative Querschnittsstudien zur Feststellung des Bekanntheits- und Behandlungsgrades der Hypertonie in der Bevölkerung („Community surveys")
2. Untersuchung der medizinischen Betreuung hypertoner Patienten („patient surveys")
3. Erfassung von Zufriedenheit und Akzeptanz der Hypertoniepatienten hinsichtlich ihrer medizinischen Betreuung („consumer inquiry")
4. Untersuchung von Wissen und Einstellungen der Ärzte zur Hypertoniediagnostik und Hypertonietherapie („physician inquiry")
5. Analysen zum Medikamentenverbrauch und den Verschreibungspraktiken in verschiedenen Gebieten Europas („drug utilization study").

Aufgrund der Münchner Blutdruckstudie 1981 und 1982 existieren für die Stadt München bereits wichtige Erkenntnisse zum Bekanntheits- und Behandlungsgrad der Hypertonie auf Bevölkerungsebene [1, 2].

Die folgende Studie bezieht sich *nur* auf den Punkt vier der oben dargestellten Untersuchungsebenen, also auf die Befragung von Ärzten zur Diagnostik und Therapie der Hypertonie.

2 Spezifische Fragestellungen der Ärztebefragung in München 1985

Das wichtigste Ziel der Ärztebefragung in München ist die Erfassung von Wissen und Einstellung niedergelassener Ärzte zur Diagnostik und Behandlung der Hypertonie.

Sieht man einmal von Maßnahmen der Primärprävention ab, sind Ärzte, insbesondere niedergelassene Allgemeinärzte und Internisten, von herausragender Bedeutung für die Erkennung und Bekämpfung der Hypertonie.

Es existieren zwar zur Hypertoniediagnose und Hypertonietherapie zahlreiche offizielle Empfehlungen, etwa der WHO [3], des amerikanischen „Joint National Comittee on Detection, Evaluation, and Treatment of High Blood Pressure" [4] oder auch der Deutschen Liga zur Bekämpfung des hohen Blutdrucks; wir wissen aber bis heute relativ wenig darüber, inwieweit diese Empfehlungen Eingang finden in die ärztliche Praxis bzw. ob sie von den Ärzten „an der Basis" überhaupt für sinnvoll und durchführbar gehalten werden.

Die spezifischeren Fragestellungen der vorliegenden Studie sind daher folgende:

- Wie wird in der Praxis von niedergelassenen Allgemeinärzten und Internisten der Blutdruck gemessen?
- Welche besonderen Maßnahmen werden für die diagnostische Abklärung einer Hypertonie für erforderlich gehalten?
- Oberhalb welcher Blutdruckwerte sehen niedergelassene Ärzte eine medikamentöse Therapie als notwendig an und welche Medikamente verordnen sie?
- Welche Einstellungen existieren zu verschiedenen Maßnahmen der Hypertoniekontrolle?

3 Studienpopulation und Methoden

Die Studienpopulation bestand aus allen praktizierenden niedergelassenen Internisten und Ärzten für Allgemeinmedizin in München. Im Februar 1985 waren dies 1251 Ärzte (519 Ärzte für Allgemeinmedizin und 731 Internisten; in einem Fall konnte die Fachrichtung nicht bestimmt werden). Sie erhielten einen von uns entwickelten standardisierten Fragebogen, der 35 Fragen enthielt.

Diese Fragen gliederten sich in folgende Themenbereiche: a) Blutdruckmessung und Hypertoniediagnose, b) Hypertonietherapie, c) Einstellungen zu verschiedenen Maßnahmen der Hypertoniebekämpfung, d) Informationsquellen der Ärzte, e) Fragen zur Praxisstruktur.

Von den 1251 Ärzten, die den Fragebogen erhielten, schickten 465 den Fragebogen ausgefüllt zurück.

Nach Berücksichtigung der Tatsache, daß etwa 100 Ärzte in Doppel- oder Dreifachpraxen arbeiten, ergab sich eine Response-Rate von etwa 40 Prozent.

Wie sich zeigte, waren Ärzte für Allgemeinmedizin eher als Internisten bereit, an der Befragung teilzunehmen und männliche Ärzte eher als weibliche Ärzte. Hinsichtlich des Alters der Ärzte gab es keine bedeutsamen Unterschiede in der Teilnahmebereitschaft.

4 Ergebnisse

4.1 Blutdruckmessung und Hypertoniediagnose

Etwa 10 Fragen im Fragebogen betrafen die Blutdruckmessung. Aus Zeitgründen kann hier nur auf einzelne Fragen eingegangen werden, die uns besonders interessant oder wichtig erschienen.

Interessant im Hinblick auf die Rolle des ärztlichen Hilfspersonals bei der Hypertonieentdeckung war die Frage, ob in der Praxis auch Arzthelferinnen den Blutdruck messen (Tab. 1). Wie zu sehen, wird in 34% der Arztpraxen insgesamt „häufig" von Arzthelferinnen der Blutdruck gemessen (die Kategorie „manchmal" wurde in dieser Tabelle aus Gründen der Übersicht weggelassen).

Die Unterschiede je nach Fachrichtung der befragten Ärzte waren nicht besonders groß, aber je nach Alter: 44% der Allgemeinärzte unter 50 J. gaben an, in ihrer Praxis würden Arzthelferinnen häufig den Blutdruck messen, gegenüber 29% der Allgemeinärzte über 50.

Tabelle 1 Messen in der ärztlichen Praxis auch Arzthelferinnen den Blutdruck?

		Blutdruckmessung durch Arzthelferinnen	
Fachrichtung und Alter der Ärzte	N	Häufig %	Nie %
Allgemeinärzte			
< 50 Jahre	126	44	9
≥ 50 Jahre	96	29	35
Internisten			
< 50 Jahre	134	40	14
≥ 50 Jahre	101	18	44
Gesamt	465*	34	24

* Bei 8 Ärzten Fachrichtung unbekannt
HYRAP-Ärztebefragung (München 1985)

Tabelle 2 bezieht sich auf die Frage, ob je nach Armumfang der Patienten unterschiedliche Manschettengrößen bei der Blutdruckmessung verwendet werden. Diese Frage bejahten nur 14% der Ärzte.

Bei der Frage, welche Phase der Korotkoff-Geräusche für die Bestimmung des diastolischen Blutdrucks verwendet wird, antworteten 30 Prozent der Ärzte „Phase IV", also das Leiserwerden des Geräusches und 66 Prozent „Phase V", das Sistieren des Geräusches (Tab. 3). Die Antworten auf diese Frage variierten allerdings nach der ärztlichen Fachrichtung. Die seit einigen Jahren von der WHO und anderen Organisationen (American Heart Association, Medical Research Council) empfohlene Phase V wurde zwar von 72 Prozent der Internisten genannt, aber nur von 61 Prozent der Allgemeinärzte. Eine weitere (hier nicht extra dargestellte) Frage betraf die Druckablaßgeschwindigkeit bei der Blutdruckmessung. Sie sollte nicht höher als 2–3 mm Hg/sec sein. Auf die entsprechende Frage gaben 16 Prozent der Ärzte diesen Wert an; 46 Prozent antworteten dagegen, dieser Wert sei in ihrer Praxis nicht festgelegt.

Tabelle 2 Benutzen Sie je nach Armumfang des Patienten unterschiedliche Manschettengrößen?

Fachrichtung der Ärzte	N	Ja %
Allgemeinärzte	222	12
Internisten	235	15
Gesamt	465*	14

* Bei 8 Ärzten Fachrichtung unbekannt
HYRAP-Ärztebefragung (München 1985)

Tabelle 3 Phase der Korotkoff-Geräusche, die für die Bestimmung des diastolischen Blutdrucks verwendet wird

Fachrichtung und Alter der Ärzte	N	Phase V %
Allgemeinärzte		
< 50 Jahre	126	56
≥ 50 Jahre	96	69
Internisten		
< 50 Jahre	134	72
≥ 50 Jahre	101	71
Gesamt	465*	66

* Bei 8 Ärzten Fachrichtung unbekannt
HYRAP-Ärztebefragung (München 1985)

An die allgemeine Empfehlung, bei einem Patienten mit Verdacht auf Hypertonie während einer Konsultation mindestens zweimal den Blutdruck zu messen, halten sich allerdings fast 90 Prozent der Teilnehmer unserer Befragung.

Tabelle 4 stellt dar, welche weiteren Untersuchungen, abgesehen von der Blutdruckmessung, zur diagnostischen Abklärung einer Hypertonie für notwendig gehalten werden. Die drei wichtigsten Maßnahmen, bei denen 80 und mehr Prozent der Ärzte angaben, sie wären „immer nötig", waren danach: Urinanalyse, Serum-Kreatinin-Bestimmung und EKG. Die Serum-Kalium-Bestimmung wurde im Vergleich dazu nur von 52% der Ärzte in dieser Antwortkategorie genannt.

Tabelle 4 Diagnostische Maßnahmen zur Abklärung einer Hypertonie

Frage: Abgesehen von der Blutdruckmessung, welche weiteren Untersuchungen halten Sie zur diagnostischen Abklärung einer Hypertonie erforderlich?	Antworten von 465 Allgemeinärzten und Internisten. Immer nötig
Urinanalyse	85%
Serum-Kreatinin	84%
EKG	80%
Gesamt-Cholesterin	68%
Blutzuckerbestimmung	58%
Spiegelung des Augenhintergrundes	55%
Harnsäure	54%
Serum-Kalium	52%
Röntgen des Thorax	43%
Nierensonographie	37%
HDL-Cholesterin	31%
Ausscheidungs-Urographie	7%
Sonstiges	5%

HYRAP-Ärztebefragung (München 1985)

68 Prozent der Ärzte fanden die Bestimmung des Gesamt-Cholesterins „immer nötig" und 58 Prozent die Blutzuckerbestimmung. Immerhin 37 Prozent der Ärzte hielten auch die Nierensonographie für „immer nötig".

4.2 Hypertonietherapie

Die folgenden Ergebnisse betreffen das Thema „Hypertonietherapie": Hier war es uns besonders wichtig zu erfahren, oberhalb welcher Blutdruckwerte niedergelassene Ärzte eine medikamentöse Therapie *immer* für erforderlich halten, also auch unabhängig vom Alter der Patienten oder zusätzlichen Risikofaktoren. In Tabelle 5 und 6 sind diese Ergebnisse dargestellt. Beim diastolischen

Tabelle 5 Oberhalb welcher diastolischer Blutdruckwerte halten Sie eine medikamentöse Therapie *immer* für erforderlich?

	Antworten von 465 Ärzten* in %	
Diastolischer Blutdruck (mm HG)	%	% kumulativ
unter 90	0	0
90 – 94	14	14
95 – 99	31	45
100 – 104	43	88
105 – 109	5	93
≥110	6	99

* Allgemeinärzte und Internisten zusammengefaßt
HYRAP-Ärztebefragung (München 1985)

Tabelle 6 Oberhalb welcher systolischer Blutdruckwerte halten Sie eine medikamentöse Therapie *immer* für erforderlich?

	Antworten von 465 Ärzten* in %	
Systolischer Blutdruck (mm HG)	%	% kumulativ
unter 140	1	1
140 – 149	4	5
150 – 159	13	18
160 – 169	46	64
170 – 179	13	77
180 – 189	16	93
≥190	5	98

* Allgemeinärzte und Internisten zusammengefaßt
HYRAP-Ärztebefragung (München 1985)

Blutdruck hält der größte Anteil der Ärzte (43 Prozent) im Bereich 100 – 104 mm Hg eine medikamentöse Therapie immer für erforderlich. Beim systolischen Blutdruck ist es der Bereich 160 – 169 mm Hg, von dem ab die relativ meisten Ärzte (46 Prozent) die medikamentöse Therapie immer für erforderlich halten. Betrachtet man die Prozentwerte kumulativ, dann wird deutlich, daß 88 Prozent der Ärzte bei einem diastolischen Blutdruck unter 105 mm Hg die medikamentöse Therapie einleiten würden, also im Bereich der sogenannten „milden" Hypertonie und nur 18 Prozent bei einem systolischen Blutdruck unter 160 mm Hg.

Bei der Frage nach der „Compliance" ihrer Patienten („Wie hoch schätzen Sie etwa den Anteil Ihrer Hypertoniepatienten ein, die ihre Antihypertensiva nicht genau nach Verordnung einnehmen, d. h., gar nicht oder unregelmäßig?") streuten die Antworten der Ärzte sehr weit: So schätzte z. B. knapp ein Zehntel

Tabelle 7 Medikamentöse Hypertonietherapie: Welche Medikamentengruppe wird in der Regel zuerst verordnet?

	Allgemeinärzte (n = 205)*	Internisten (n = 200)*
Bei *jüngeren* Patienten *zuerst*:		
Beta-Blocker	93%	87%
Diuretika	2%	4%
Andere Medikamente	2%	6%
Bei *älteren* Patienten *zuerst*:		
Diuretika	76%	75%
Calcium Antagonisten	12%	9%
Vasodilatatoren	3%	4%
Andere Medikamente	7%	9%

* n = 54 Ärzte (12%) unterscheiden nicht nach dem Alter der Patienten
HYRAP-Ärztebefragung (München 1985)

der Ärzte den Anteil ihrer Patienten, die ihre Medikamente nicht genau nach Verordnung einnehmen auf ca. 5 Prozent, ein weiteres Zehntel schätzte allerdings diesen Anteil auf 50 Prozent. Die am häufigsten genannten Schätzungen lagen jedoch zwischen 10 und 30 Prozent. Ältere Ärzte beurteilten die „Compliance" ihrer Patienten etwas positiver als jüngere Ärzte, Allgemeinärzte etwas positiver als Internisten.

Tabelle 7 spiegelt die Befragungsergebnisse hinsichtlich der zuerst verordneten Medikamentengruppe wieder.

4.3 Einstellungen zu verschiedenen Möglichkeiten der Hypertonie-Kontrolle

Ein spezieller Fragenkomplex befaßte sich mit verschiedenen Ansichten zum Thema Hypertoniekontrolle. Hier wurden die Ärzte gebeten, zu einer Reihe vorgegebener „statements" ihre Meinung zu äußern. In Tabelle 8 sind die Ergebnisse dieser Befragung dargestellt. Um die Übersicht zu vereinfachen, enthält die Tabelle nur diejenigen Antworten, die in der Kategorie „Stimme sehr zu" oder „Stimme etwas zu" gegeben wurden. Weitere Antwortkategorien im Fragebogen lauteten „Weder noch", „Lehne etwas ab", „Lehne völlig ab". Da sich die Ansichten der Ärzte zwar nach ihrem Alter, aber kaum nach der ärztlichen Fachrichtung unterschieden, differenziert die Darstellung nach Ärzten unter 50 Jahren und Ärzten über 50 Jahren.

Wie zu sehen ist, steht ein sehr großer Anteil der Ärzte der Blutdruckselbstmessung von Patienten positiv gegenüber, obwohl gleichzeitig eine gewisse Unsicherheit darüber zu existieren scheint, daß diese Selbstmessung Patienten

Tabelle 8 Einstellungen von niedergelassenen Allgemeinärzten und Internisten zu verschiedenen Themen der Hypertoniekontrolle, differenziert nach Alter der Ärzte

Vorgebene Aussagen	Es stimmten „sehr" zu oder „etwas" zu[1]	
	Ärzte < 50 J. (n = 264)	Ärzte ≥ 50 J. (n = 201)
1. Ich halte die Blutdruckselbstmessung der Hypertoniker für ein wirksames Mittel, den Behandlungserfolg zu erhöhen.	79%	69%
2. Die Blutdruckselbstmessung verleitet Hypertoniker dazu, sich nicht genau an die ärztlich verordnete Therapie zu halten.	49%	56%
3. Ganz allgemein werden Hypertonikern zu schnell Medikamente verordnet.	41%	40%
4. Medizinische Aufklärungskampagnen über Zeitungen, Rundfunk und Fernsehen unterstützen die Behandlung nicht, sondern erschweren sie nur.	28%	47%
5. Patienten sind eher bereit, regelmäßig Tabletten einzunehmen als in irgendeiner Weise ihr Verhalten zu ändern.	83%	92%
6. Die dauernde Medikamenteneinnahme bedeutet für viele Patienten eine seelische Belastung.	67%	52%
7. Ich habe für ausführliche Gespräche mit meinen Hypertoniepatienten zu wenig Zeit.	17%	16%
8. Nebenwirkungen von Blutdruckmedikamenten müssen vom Patienten in Kauf genommen werden.	56%	56%
9. Es wäre wünschenswert, die Bevölkerung mehr als bisher über die Gefahren der Hypertonie aufzuklären.	86%	75%

[1] Die übrigen Antwortmöglichkeiten waren „weder noch", „lehne etwas ab", „lehne völlig ab"
HYRAP-Ärztebefragung (München 1985)

dazu verleiten könnte „non-compliant" zu sein. Jüngere Ärzte sind hier etwas weniger skeptisch als ältere Ärzte.

Immerhin 40 Prozent der Ärzte insgesamt stimmen „sehr" oder „etwas" der Aussage zu, daß Hypertonikern „ganz allgemein" zu schnell Medikamente verordnet werden.

Ein auffallend großer Anteil von Ärzten ist jedoch der Meinung, daß die Patienten eher bereit sind, regelmäßig Tabletten einzunehmen, als in „irgendeiner Weise ihr Verhalten zu ändern" (92 Prozent der älteren und 83 Prozent der jüngeren Ärzte). Im Durchschnitt etwa 60 Prozent der Ärzte teilen aber auch die Auffassung, daß die dauernde Medikamenteneinnahme für viele Patienten eine „seelische Belastung" bedeutet.

Der Ansicht, daß medizinische Aufklärungskampagnen über Zeitungen, Rundfunk und Fernsehen die Behandlung von Hypertonikern eher erschweren als unterstützen, stimmen 47 Prozent der Ärzte über 50 Jahre aber nur 28 Prozent der jüngeren Ärzte zu.

Interessant war ebenfalls, daß nur sehr wenig Ärzte der Aussage zustimmten: „Ich habe für ausführliche Gespräche mit meinen Hypertoniepatienten zu wenig Zeit", was sicherlich ein Indikator dafür ist, daß die Teilnehmer der vorliegenden Studie das „Problem Hypertonie" nicht unterschätzen. Für Letzteres spricht auch, daß 86 Prozent der jüngeren und 75 Prozent der älteren Ärzte die Auffassung bekräftigten: „Es wäre wünschenswert, die Bevölkerung mehr als bisher über die Gefahren der Hypertonie aufzuklären".

5 Zusammenfassung und Diskussion

Mit der vorliegenden Untersuchung sollten im Rahmen des oben beschriebenen WHO-Programms, Wissen und Einstellungen niedergelassener Allgemeinärzte und Internisten zur Hypertoniekontrolle erfaßt werden.

Obwohl anzunehmen ist, daß besonders interessierte Ärzte bei den Teilnehmern der Befragung eher überrepräsentiert sind, liefern die Resultate dieser Studie, neben dem allgemeinen Eindruck einer recht gut informierten Ärzteschaft, auch Einblicke in mögliche Problembereiche der Hypertoniekontrolle.

Generell war festzustellen, daß die Meinungen der befragten Ärzte hinsichtlich der Hypertonietherapie stärker mit offiziellen Empfehlungen übereinstimmten als die Vorstellungen zur Blutdruckmessung. Im Hinblick auf die Blutdruckmeßtechnik müßte sicher in Zukunft intensiver als bisher darauf hingewiesen werden, wie wichtig für die Hypertoniekontrolle die exakte standardisierte Messung ist.

Wegen unterschiedlicher Stichproben, Methoden und Zeitpunkte der Untersuchungen, sind die Vergleiche mit ähnlichen Ärztebefragungen in den USA und Großbritannien etwas problematisch [5, 6, 7, 8]. Dennoch kann man sagen, daß offenbar in den USA im Bereich der sog. „milden“ Hypertonie (90–104 mm Hg diast.) früher mit der Verordnung von Antihypertensiva begonnen wird als in München, insbesondere im viel diskutierten Bereich 90 bis 95 mm Hg.

Norman M. Kaplan moniert in seinem Artikel „Therapy of mild hypertension: an overview“ [9], daß in den USA die Ärzte ihre Patienten „aggressiver“ mit Medikamenten behandeln als dies aufgrund offizieller Empfehlungen nötig sei.

Zum Schluß bleibt natürlich zu fragen, warum bei den insgesamt recht positiven Ergebnissen der Münchner Ärztebefragung auch in München noch soviele Hypertoniker „unentdeckt“ sind oder nicht erfolgreich behandelt werden.

Ob es sich hier mehr um ein „Compliance Problem“ der Patienten oder letztlich doch der Ärzte handelt, kann mit der vorliegenden Studie nicht geklärt werden.

Literatur

[1] Stieber, J., Döring, A., Keil, U.: Häufigkeit, Bekanntheits- und Behandlungsgrad der Hypertonie in einer Großstadtbevölkerung, MMW **124** (1982) 747–752.

[2] Keil, U., Stieber, J., Döring, A. et al.: Ergebnisse der Münchner Blutdruckstudie und Aufbau des Münchner Blutdruckprogramms, Öff. Gesundheitsw. **44** (1982) 727–732.

[3] WHO: 1986 Guidelines for the Treatment of Mild Hypertension: Memorandum from a WHO/ISH Meeting, Journ. of Hypertension **4** (1986) 383–386.

[4] The 1984 Report of the Joint National Committee on Detection, Evaluation and Treatment of High Blood Pressure, Arch. Intern. Med. **144** (1984) 1045–1057.

[5] Manek, S., Rutherford, J., Jackson, S. H. D. et al.: Persistence of divergent views of hospital staff in detecting and managing hypertension, British Medical Journ. **289** (1984) 1433–1434.

[6] Cloher, Th. P., Admin, M., Whelton, P. K.: Physician Approach to the Recognition and Initial Management of Hypertension, Results of a Statewide Survey of Maryland Physicians, Arch. Intern. Med. **146** (1986) 529–533.

[7] Thomson, G. E., Alderman, M. H., Wassertheil-Smoller, S. et al.: High Blood Pressure Diagnosis and Treatment: Consensus Recommendations US Actual Practice, AJPH **71** (1981) 413–416.

[8] Fortmann, St. P., Sallis, J. F., Magnus, P. M. et al.: Attitudes and Practices of Physicians Regarding Hypertension and Smoking: The Stanford Five City Project, Prev. Med. **14** (1985) 70–80.

[9] Kaplan, N. M.: Therapy of Mild Hypertension: An Overview, Am. J. Cardiol. **55** (1984) 2A–8A.

Hypertonie als Risikofaktor in der Deutschen Herz-Kreislauf-Präventionsstudie

A. Füller, G. Pfaff, U. Laaser, P. Lemke, V. Schumann, G. Wendt

1 Einleitung

1.1 Die Deutsche Herz-Kreislauf-Präventions-Studie – ein wissenschaftlich kontrolliertes Programm der Primärprävention

Der Gesundheitszustand der Bewohner von Ländern wie der Bundesrepublik Deutschland wird heute vor allem durch chronische und nicht übertragbare Krankheiten beeinträchtigt [1]. Unter ihnen nehmen die Herz-Kreislauf-Krankheiten mit weitem Abstand vor Krebs den ersten Rang ein; sie verursachen fast die Hälfte aller Todesfälle und einen großen Teil der Fälle von Erwerbslosigkeit [2, 2a]; davon sind auch viele Menschen in mittlerem Alter schon bedroht. Durch die sich immer weiter entwickelnde medizinische Behandlung hat sich an dieser Situation nur wenig geändert.

Herz-Kreislauf-Krankheiten haben – wie viele andere chronische Krankheiten – im allgemeinen eine lange, oft symptomlose Vorgeschichte und eine Vielzahl von miteinander verflochtenen Ursachen; eine Reihe von epidemiologischen Studien identifizierte verschiedene Risikofaktoren körperlicher, verhaltensbezogener und psychosozialer Art, bei denen sich ein Zusammenhang mit einem gehäuften Auftreten von Herz-Kreislauf-Krankheiten zeigt. Dazu gehören unter anderem Rauchen, Hypercholesterinämie, Hypertonie und daneben Übergewicht, Bewegungsmangel sowie besonders belastende Bedingungen und darauffolgende Reaktionsmuster.

Kenntnisse über die Risikofaktoren führten zur Durchführung von anwendungsorientierten Therapiestudien und gesundheitspolitischen Programmen; als Beispiele seien einerseits HDFP und MRFIT und andererseits das NHBPEP, die Nordkarelienstudie und die Herz-Kreislauf-Präventionsprogramme von Stanford und Aarau genannt. In diese Reihe fügt sich die Deutsche Herz-Kreislauf-Präventionsstudie (DHP), in der durch eine Reduktion der genannten Risikofaktoren eine Senkung der kardiovaskulären Morbidität und Mortalität erreicht werden soll [3, 4, 5, 6, 7]. Im Präventionsprogramm stehen abgestimmte und koordinierte Maßnahmen zur Beeinflussung gesundheitsbezogener Kenntnisse, Einstellungen und Verhaltensweisen von Gesunden im Zentrum des Interesses. Dabei wird vorausgesetzt, daß die entsprechenden individuellen Verhaltensweisen, beispielsweise im Ernährungsbereich, Determinanten für das Auftreten von Risikofaktoren darstellen sowie untereinander verbunden und in sozialen Bedingungen verankert sind. Daher wird mit dem Gemeindeansatz in der DHP versucht, die Adressaten der Präventionsmaßnahmen im Rahmen der gesellschaftlichen Strukturen zu erreichen, in die sie eingebunden sind; eine ausschließliche oder vorrangige Orientierung an einzelnen Risikofaktoren oder Verhaltensweisen, wie z. B. der Hypertonie oder dem Alkoholkonsum, ist in einem solchen integrierenden Vorgehen nicht intendiert [8].

Die DHP wird in 5 Regionen der Bundesrepublik durchgeführt; um sie als Modell einer Prävention auf andere Regionen übertragen zu können, wird ihre Effektivität wissenschaftlich überprüft. Dabei wird u. a. die Reduktion der Risikofaktoren und von Veränderungen bei den mit ihnen zusammenhängenden Verhaltensweisen, die Senkung der Morbidität und Mortalität sowie die Entwicklung der Rahmenbedingungen für die Programmimplementation kontrolliert.

Als ein Instrumentarium hierfür dient der sogenannte Gesundheitssurvey; dreimal wiederholte Messungen und Befragungen an repräsentativen Stichproben der Erwachsenen in den 5 Studienregionen sollen im Vergleich mit der gesamten Bundesrepublik als Referenzregion die Ermittlung einer Reduktion über den (im nationalen Survey) ermittelten säkularen Trend hinaus möglich machen.

Mit dem regionalen Survey liegen nach der Münchner und der Lübecker Blutdruckstudie, die 1980/81 bzw. 1984 vom MEDIS-Institut der GSF durchgeführt worden waren, zum erstenmal wissenschaftlich überprüfbare und repräsentative Daten zur Epidemiologie des Bluthochdrucks in der Bundesrepublik vor.

1.2 Die Bedeutung des hohen Blutdruckes im Rahmen der Herz-Kreislauf-Prävention

In Präventionsprogrammen, die auf einer multifaktoriellen Verursachung von Herz-Kreislauf-Krankheiten aufbauen, kommen einzelne Risikofaktoren, wie der Hypertonie, keine Ausschließlichkeit oder Vorrangigkeit zu. Dennoch bestehen Gründe dafür, der Hypertonie einen besonderen Rang zuzuweisen. Sie stellt einen wichtigen und häufigen Risikofaktor für Schlaganfall, Herzmuskelschwäche, Herzinfarkt, Niereninsuffizienz und einige andere Krankheiten dar [9]; ihre Prävalenz liegt zwischen 15 und 25% der Erwachsenenbevölkerung. Von den anderen Risikofaktoren, mit denen sie oft zusammen auftritt, unterscheidet sie sich unter anderem dadurch, daß sie durch eine medikamentöse Therapie im allgemeinen wirksam zu beeinflussen ist. Daher erhält die Hypertonie für Gesundheitspolitiker und vor allem für Ärzte Bedeutung; die Hypertonie bietet für sie eine Möglichkeit, auf dem Gebiet einer auch über die Herz-Kreislauf-Präventionsstudie hinaus zunehmend präventiv orientierte Gesundheitsversorgung spezifisch ärztliche Maßnahmen anbieten zu können [10].

Die Blutdruckhöhe ist in der Bevölkerung normal verteilt; das Erkrankungsrisiko steigt mit zunehmender Höhe kontinuierlich an [11, 12]. Den mit ca. 80% weitaus größten Anteil unter den Hypertonikern nehmen die Personen mit milder Hypertonie (90 – 104 mm Hg DBD) ein; sie bilden das „Massenphänomen" der Hypertonie mit der größten gesundheitspolitischen Bedeutung.

Obwohl bei milder Hypertonie das individuelle Risiko, eine schwere Herz-Kreislauf-Krankheit zu erleiden, gering ist, impliziert diese, auf die Bevölkerung bezogen, wegen ihrer wesentlich größeren Häufigkeit ein größeres Gesamtrisiko für das Auftreten dieser Krankheiten [13].

Da Hypertonie meist keine Beschwerden bereitet, besteht weder für die Betroffenen noch für die Ärzte unmittelbare Veranlassung, diese zu ermitteln oder zu behandeln. Daher wissen viele Hypertoniker nicht von ihrem Zustand, und viele werden nicht oder nicht ausreichend behandelt [14].

Eine Normalisierung des Blutdrucks ist mit den verfügbaren Medikamenten fast immer möglich; allerdings schließt eine Behandlung von Hypertonikern keineswegs eine Minderung ihres Risikos auf Werte ein, die denen von Normotonikern gleichkommen [15]; darüber hinaus können bei einer medikamentösen Behandlung somatische und psychische Nebenwirkungen auftreten, die das Wohlbefinden und das Verhalten eines beträchtlichen Teils der Behandelten beeinträchtigen können [16]. Daher spielt neben einer Medikamentenbehandlung bei schwerer und mittelschwerer Hypertonie die Ermittlung und die Anwendung von Determinanten der Hypertonie in ihrer Therapie – dies gilt vor allem für die milde Hypertonie – und in der Primärprävention, wie es in der Herz-Kreislauf-Präventions-Studie angestrebt wird, eine zunehmende Rolle bei der Bewältigung des Problems. Im einzelnen werden in diesem Zusammenhang Maßnahmen zur Gewichtsreduktion [17, 18], zur Bewegungsförderung, zur Verminderung des Salzkonsums sowie zum Abbau und zur Bewältigung des psychologischen Distreß einbezogen [19].

2 Ergebnisse des Gesundheitssurvey Stuttgart 1985 der DHP zur Hypertonie

Im Frühjahr 1985 wurde einer der regionalen Gesundheitssurveys in Stuttgart, einer der 5 Studienregionen der DHP, durchgeführt. Von dieser Erhebung liegt inzwischen eine erste Auswertung zu einem vorläufigen Datensatz vor; daraus wird hier eine erste Beschreibung der Blutdruckverteilung in Stuttgart nach verschiedenen Blutdruckkategorien, und zwar nach Alter und Geschlecht sowie im Vergleich zu anderen Erhebungen vorgelegt. Darüber hinaus wird der Grad der Bekanntheit und Behandlung der Hypertonie in Stuttgart, wiederum im Vergleich zu anderen Regionen, erörtert.

2.1 Stichprobe, Untersuchungsgebiet

Im Stuttgarter Gesundheitssurvey wurden 1788 deutsche Einwohner, darunter 834 Männer und 954 Frauen, untersucht und befragt. Sie befanden sich im Alter von 25 bis 69 Jahren [20]. Die Daten von 715 Männern bzw. 860 Frauen der Altersgruppe zwischen 30 und 69 Jahren wurden in die Auswertung einbezogen. Das Untersuchungsgebiet ist in zwei unabhängig voneinander ausgewertete Teilgebiete, nämlich Stuttgart-West und Stuttgart-Vaihingen, gegliedert.

2.2 Ziel der Erhebung

Ziel des Gesundheitssurvey 1985 der DHP war es, in den Regionen der DHP die Häufigkeit und die Verteilung der Hypertonie und der anderen Risikofaktoren für die Herz-Kreislauf-Krankheiten und der mit ihnen verflochtenen gesundheitsrelevanten Verhaltensweisen zu ermitteln. Damit soll eine Basis geschaffen werden für die Bewertung der Effekte der Präventionsmaßnahmen der DHP nach dem Abschluß ihres Programmangebots [8].

2.3 Einteilung der Blutdruckwerte

Bei der Einteilung der Blutdruckwerte werden nachfolgend weitgehend die Kriterien der WHO angewendet; nach diesen liegt eine Hypertonie vor bei systolischen Werten ab 160 mm Hg und/oder diastolischen Werten ab 95 mm Hg. Wenn die systolischen Werte zwischen 140 und 159 mm Hg und/oder die diastolischen Werte zwischen 90 und 94 mm Hg liegen, wird von einer grenzwertigen Hypertonie gesprochen. Die für die ärztliche Praxis im allgemeinen relevantere Einteilung in milde, mäßig schwere und schwere Hypertonie wird in dieser Auswertung des Stuttgarter Survey, analog zur Münchner und Lübecker Blutdruckstudie, nur am Rande eingesetzt [21]. Alle angegebenen Werte wurden mit Random-Zero-Geräten bestimmt und beziehen sich auf die zweite Messung bei jedem Probanden*

---

* Die bislang für die MBS I und LBS veröffentlichten Werte (s. Beitrag von H.-W. Hense in diesem Band sowie die Nr. 21 und 24 im Literaturverzeichnis) beruhen auf Mittelwerten aus der 2. und 3. Messung bei jedem Probanden und sind deshalb nicht direkt mit Daten der DHP vergleichbar, bei der nur zwei Blutdruckmessungen erfolgten. Wir danken Herrn Dr. H.-W. Hense für die Neuberechnung der Werte für die MBS I und LBS auf der Basis der zweiten Messung und die Erlaubnis zur Darstellung.

2.4 Verteilung der Blutdruckwerte in Stuttgart

a) Verteilung nach WHO-Kategorien

Bei der Verteilung der Blutdruckwerte in der Stuttgarter Bevölkerung zwischen 30 und 60 Jahren zeigt sich, daß nur etwas mehr als die Hälfte der erwachsenen Stuttgarter Männer und weniger als zwei Drittel der erwachsenen Stuttgarterinnen normale Blutdruckwerte haben (Tabelle 1). Etwa gleich viele Stuttgarter bzw. Stuttgarterinnen zeigten bei der Messung hypertone Werte (m: 22,9%; w: 17,4%) oder grenzwertig erhöhte Blutdruckwerte (m: 23,1%;w: 18,8%). Zwischen den Bewohnern von Stuttgart-West und Stuttgart-Vaihingen fanden sich für die jeweiligen Anteile nur geringe Unterschiede, weshalb bei manchen Fragestellungen die Werte für Stuttgart-West stellvertretend für das gesamte Untersuchungsgebiet verwendet werden können (Tab. 2).

Tabelle 1 Verteilung der Blutdruckwerte (nach WHO-Kriterien) in Stuttgart nach Geschlecht (in Prozent)

	Männer	Frauen
normoton	54,0	63,7
grenzwertig	23,1	18,8
hyperton	22,9	17,4
	100,0	100,0
N =	715	860

Tabelle 2 Verteilung der Blutdruckwerte (nach WHO-Kriterien) in Stuttgart-West und Vaihingen nach Geschlecht (in Prozent)

	Männer		Frauen	
	S-West	Vaihingen	S-West	Vaihingen
normoton	53,8	54,5	63,3	65,0
grenzwertig	23,2	22,7	18,8	18,9
hyperton	23,0	22,7	17,9	16,0
	100,0	100,0	100,0	100,0
N =	561	154	654	206

b) Prävalenz des hohen Blutdrucks nach Alter und Geschlecht

Der Anteil der Hypertoniker in der Bevölkerung steigt bei beiden Geschlechtern mit zunehmendem Alter an; bei Männern zeigt sich eine Verdreifachung, bei Frauen eine Verfünffachung des Anteils (Tab. 3). Bei Männern der höchsten Altersgruppe (60–69 Jahre) ist der Anteil der Hypertoniker in etwa gleich groß wie in der nächst jüngeren Gruppe.

Tabelle 3 Prävalenz des hohen Blutdrucks (WHO-Kriterien) bei 30–69jährigen Deutschen aus Stuttgart-West nach Alter und Geschlecht (RUS Stuttgart 1985)

Alter	Männer		Frauen	
	N	Prävalenz (%)	N	Prävalenz (%)
30–39 Jahre	128	10,9	135	5,2
40–49 Jahre	181	18,2	186	14,5
50–59 Jahre	150	32,7	159	22,0
60–69 Jahre	102	32,4	174	27,6
	561	23,0	654	17,9

c) Diastolische und systolische Hypertonie

Bei einer Betrachtung der diastolischen und systolischen Blutdruckwerte zeigt sich, daß für die Klassifizierung zu Hypertonikern im Sinne der WHO-Definition in den jüngeren Altersgruppen die isolierte Erhöhung der diastolischen

Tabelle 4 Prävalenz der Hypertonie in systolischen und diastolischen Blutdruckwerten (WHO-Kriterien) bei 30–69jährigen Deutschen aus Stuttgart-West nach Alter und Geschlecht (RUS Stuttgart 1985)

a) Männer

Alter	N	Männer Prävalenz (%) in		
		DBD	SBD	DBD + SBD
30–39 Jahre	128	7,8	1,6	1,6
40–49 Jahre	181	11,6	0,6	6,1
50–59 Jahre	150	15,3	3,3	14,0
60–69 Jahre	102	10,8	11,8	9,8

b) Frauen

Alter	N	Frauen Prävalenz (%) in		
		DBD	SBD	DBD + SBD
30–39 Jahre	135	4,4	–	0,7
40–49 Jahre	186	8,6	1,1	4,8
50–59 Jahre	159	11,9	1,9	8,2
60–69 Jahre	174	5,7	13,8	8,0

DBD: Hypertonie isoliert im diastolischen Wert (≧ 95 mm Hg)
SBD: Hypertonie isoliert im systolischen Wert (≧160 mm Hg)
DBD + SBD: beide Werte sind nach WHO-Kriterien hyperton

Werte eine vorherrschende Rolle spielt, während die isolierte Erhöhung des systolischen Blutdrucks vor allem in der höchsten Altersgruppe von Bedeutung ist (Tabellen 4a – b). In unserer Stichprobe ist die systolische Hypertonie unter den Frauen der höchsten Altersgruppe geringfügig häufiger als unter den Männern gleichen Alters.

d) Blutdruck-Mittelwerte

Bei den Mittelwerten wird der kontinuierliche Anstieg des systolischen Blutdrucks mit zunehmendem Alter sichtbar, während der diastolische Blutdruck in der Altersgruppe der 50 – 59jährigen Männer und Frauen sein Maximum erreicht und in der ältesten Altersgruppe wieder auf der Höhe der Werte der 40 – 49jährigen Probanden liegt (Tab. 5). Ähnliche Zusammenhänge zwischen der Blutdruckhöhe und dem Alter im diastolischen und systolischen Bereich zeigen die Daten vieler epidemiologischer Querschnittsstudien [22].

Tabelle 5 Mittelwerte des diastolischen und systolischen Blutdrucks bei 30 – 69jährigen Deutschen aus Stuttgart-West nach Alter und Geschlecht (in mm Hg)

Alter	Männer		Frauen	
	diast.	syst.	diast.	syst.
30 – 39 Jahre	82,8	128,9	75,8	116,0
40 – 49 Jahre	85,6	130,7	81,4	126,3
50 – 59 Jahre	88,7	139,1	85,0	134,4
60 – 69 Jahre	85,4	144,7	81,9	141,1
Insgesamt	85,8	135,1	81,2	130,1
N =	561		654	

e) Blutdruckwerte in München, Lübeck und Stuttgart im Vergleich

Die Prävalenz der gemessenen Hypertonie liegt in Stuttgart-West mit 23% bei den Männern und 17,9% bei den Frauen im Vergleich zu anderen Untersuchungsgebieten recht hoch. Verschiedene Untersuchungen in der Bundesrepublik weisen auf eine Prävalenz von 12 – 15% hin; in der Schweiz liegt sie unter Männern bei 12,1%, unter Frauen bei 11,0%. Nach verschiedenen Angaben aus der DDR liegt die Prävalenz dort zwischen 15 und 20% [23, 25].

Auch im Vergleich zu München und Lübeck liegen die durchschnittlichen Blutdruckwerte und die Prävalenz der Hypertonie in Stuttgart (Tabellen 6a/b) für beide Geschlechter höher [21, 24]. Bei einem Vergleich nach Altersgruppen und Geschlecht differenziert sich das Bild jedoch; unter Männern zwischen 30 und 49 Jahren liegt die Hypertonieprävalenz etwas niedriger als in München und Lübeck. Erst in den höheren Altersgruppen ist die Hypertonie in Stuttgart in Relation zu München und Lübeck häufiger. Dasselbe gilt, über alle Altersgruppen hinweg, auch für Stuttgarter Frauen.

Tabelle 6 Prävalenz des hohen Blutdrucks (WHO-Kriterien) bei 30–69jährigen Deutschen aus München, Lübeck und Stuttgart-West nach Alter und Geschlecht (in %)

a) *Männer*

Alter	München	Lübeck	Stuttgart-West
30–39 Jahre	13,3	17,6	10,9
40–49 Jahre	19,0	20,6	18,2
50–59 Jahre	25,0	22,1	32,7
60–69 Jahre	20,3	25,5	32,4
Gesamt	18,9	21,3	23,0
N =	1042	1068	561

b) *Frauen*

Alter	München	Lübeck	Stuttgart-West
30–39 Jahre	2,7	6,2	5,2
40–49 Jahre	9,7	12,8	14,5
50–59 Jahre	14,7	18,2	22,0
60–69 Jahre	23,1	19,7	27,6
Gesamt	12,0	14,6	17,9
N =	1174	1291	654

f) Determinanten der Hypertonie – Körpergewicht

In vielen Studien zeigt sich ein Zusammenhang zwischen dem Körpergewicht und der Blutdruckhöhe. So auch in München und Lübeck [21, 24]. Die Beobachtung eines im Vergleich zu München und Lübeck geringeren Anteils von

Tabelle 7 Prävalenz des Übergewichts (M: BMI $\geqq$ 25, F: BMI $\geqq$ 24) und des starken Übergewichts (BMI $\geqq$ 30) bei 30–69jährigen aus München, Lübeck, Stuttgart-West*

	München	Lübeck	Stuttgart
Männer			
Übergewicht	65,5	67,6	57,0
starkes Übergewicht	11,7	15,4	10,8
Frauen			
Übergewicht	55,9	64,9	52,2
starkes Übergewicht	12,9	17,9	10,6

* BMI = Body Mass Index = kg/m²

übergewichtigen Probanden in Stuttgart lenkt die Aufmerksamkeit auf andere Determinanten (Tabelle 7). So bedürfen Ernährungseinflüsse, Alkoholkonsum, Bewegungsmangel und psychosoziale Faktoren einer weitergehenden Überprüfung.

2.5 Wirkliche Hypertonie

Vor dem Hintergrund mannigfaltiger Möglichkeiten zur Blutdrucksenkung ist es für eine Bestimmung des an Hypertonie erkrankten Anteils der Bevölkerung nicht ausreichend, sich auf diejenigen zu beschränken, bei denen eine Blutdruckmessung hohe Werte ergab. Vielmehr sind diejenigen Hypertoniepatienten miteinzubeziehen, die infolge einer Behandlung (hier: durch Medikamente) kontrollierte Blutdruckwerte (d. h. unter 95/160 mm Hg) aufweisen.

Der Proband wird dazu befragt, ob ihm mitgeteilt worden sei, daß er an hohem Blutdruck leide, und wenn ja, ob er hiergegen Medikamente einnehme. Aus diesen Größen läßt sich zusammen mit den gemessenen Blutdruckwerten der Bekanntheits- und Behandlungsgrad der Hypertonie sowie die Prävalenz der „wirklichen" Hypertonie berechnen. Dabei kann ein methodisch leicht unterschiedliches Vorgehen einen direkten Vergleich der Ergebnisse erheblich erschweren. Die schwerpunkthaft auf den Blutdruck ausgerichteten Münchner und Lübecker Studien bedienten sich einer „zentralen" (= besonders hervorgehobenen) Frage. Antwortete der Proband im Interview auf die Fragestellung: „Ist bei Ihnen jemals erhöhter Blutdruck oder zu hoher Blutdruck festgestellt worden?" verneinend oder unsicher („Ich weiß nicht"), so hatte der Interviewer vorsichtig nachzufragen, um falsch negative oder unklare Antworten möglichst auszuschließen.

Ziel des Untersuchungssurveys im Rahmen der Deutschen Herz-Kreislauf-Präventionsstudie war es zwar ebenfalls, die Prävalenz von Hypertonie und kardiovaskulären Risikofaktoren darzustellen, darüber hinaus erhebt der Untersuchungssurvey jedoch den Anspruch, in dieser nationalen Untersuchung eine Beschreibung zu Lebensbedingungen, Umwelt und Gesundheit in der Bundesrepublik Deutschland und Berlin (West) zu leisten. Deshalb hob der Erhebungsbogen nicht ausschließlich auf die Bluthochdruckkrankheit ab; vielmehr wurde, ähnlich einer standardisierten Anamnese, eine ganze Serie von Krankheiten und Krankheitsbildern abgefragt. Die Frage nach dem Vorliegen einer Hypertonie stellte in diesem Zusammenhang nur einen von über dreißig Punkten dar und wurde von den Interviewern den Probanden gegenüber nicht besonders hervorgehoben. Erfahrungsgemäß werden Krankheiten, die mit einem Leidensdruck einhergehen (z. B. Angina pectoris), bei der Erhebung der Anamnese mit höherer Zuverlässigkeit genannt als Krankheiten ohne spezifischen Leidensdruck. Der Preis für einen umfassenderen Überblick über den Gesundheitszustand des Probanden ist vermutlich eine höhere Quote von falsch negativen Angaben zu einzelnen Krankheiten, wie zur Hypertonie. Das Antwortverhalten der Stuttgarter Probanden scheint dies zu bestätigen. Die Berechnung des Bekanntheits- und Behandlungsgrades der Hypertonie in Stuttgart ausschließlich auf der Basis von Selbstangaben der Befragten zu ihrer Erkrankung und zur Einnahme blutdrucksenkender Medikamente ergibt für Stuttgart im Vergleich zu München und Lübeck deutlich abweichende Werte. Ein direkter Vergleich ist also methodisch problematisch. Hier können nun die zum DHP-Untersuchungssurvey vorhandenen zusätzlichen Angaben zur Anamnese und zur medikamentösen Behandlung des Befragten nutzbringend einfließen. Aus Platzgründen kann aber an dieser Stelle auf weitergehende Überlegungen und die daraus resultierenden Ergebnisse zur „wirklichen" Hypertonie und zum Bekanntheits- und Behandlungsgrad der Hypertonie nicht näher eingegangen werden. Aber auch unter Berücksichtigung der unterschiedlichen Erhebungsmethodik liegt die Deutung nahe, daß der Bekanntheits- und Behandlungsgrad der Hypertonie in Stuttgart unter den für München und Lübeck beschriebenen Werten liegt.

2.6 Blutdruckverteilung, Behandlung und Prävention

Die ersten Ergebnisse aus dem Stuttgarter Gesundheitssurvey legen den Schluß nahe, daß in der Stuttgarter Bevölkerung in besonderem Maß ein Informationsbedarf zur Bluthochdruckkrankheit, ihrer Behandlung und damit zu ihrer wirksamen Kontrolle besteht als einer Möglichkeit, dem Auftreten schwerer Folgekrankheiten vorzubeugen. Das bedeutet nicht, daß Behandlung und Kontrolle der Hypertonie ausschließlich mit medikamentösen Maßnahmen gleichzusetzen sind. Wir haben gesehen, daß die Mehrzahl der untersuchten Hypertoniker durch eine isolierte Erhöhung des diastolischen Blutdruckwertes auffällig wurde. Gerade im Bereich der milden Hypertonie (90–104 mm Hg DBD), die den größten Anteil zur Prävalenz der Hypertonie beiträgt, sind auch nichtmedikamentöse Vorgehensweisen sinnvoll (26). Dies gilt insbesondere in Bereichen des diastolischen Blutdrucks unter 100 mm Hg (27).

Hierzu gehören z. B. Maßnahmen zur Gewichtsreduktion, zum Streßabbau oder zur Bewegungsförderung (28, 29), letztere aber nicht im Rahmen von Minimal-Trainingsprogrammen. Darüber hinaus läßt die immer wieder feststellbare Beeinflußbarkeit der milden Hypertonie durch Umwelt- und Verhaltensbedingungen primärpräventive Maßnahmen in den genannten Bereichen (Ernährung, Bewegung, psychosoziale Bedingungen, Entspannung) angezeigt erscheinen, wie sie u. a. im Programm der Deutschen Herz-Kreislauf-Präventionsstudie angeboten werden.

Literatur

[1] Steuer, W.: Sozialhygiene. Stuttgart (Thieme) 1974.
[2] Statistisches Jahrbuch für die Bundesrepublik Deutschland. Stuttgart, Mainz (Kohlhammer) 1982.
[2a] Kulpe, W.: Zur Berentung wegen Berufs- und Erwerbsunfähigkeit. In: Fortschritte der Medizin **95** (1977) 113–114, 172.
[3] Hypertension Detection and Follow-up Program Cooperative Group: Five year findings. In: JAMA **242** (1979) 2565.
[4] Who Europe: Community control of cardiovascular disease: evaluation of a comprehensive community programme. Kopenhagen 1981.
[5] Autorenteam Nationales Forschungsprogramm: Prophylaxe von Herz-Kreislauf-Krankheiten in der Schweiz. Bern, Stuttgart, 1982.
[6] Farqhar, J. W. et al.: Stanford five city multifactor risk reduction project. NHLBI, Washington 1977.
[7] Bundesminister für Forschung und Technologie (Hrsg.): Forschung zur Gesundheitsvorsorge. Bonn 1984.
[8] Deutsche Herz-Kreislauf-Präventions-Studie. Studienhandbuch, Manuskript. Bonn 1985.
[9] Deutsches Institut zur Bekämpfung des hohen Blutdruckes (Hrsg.): Weißbuch Hypertonie. Stuttgart, New-York (Schattauer) 1980.
[10] Füller, A.: Blutdruckprogramme: Wie können die Ergebnisse der Wissenschaft umgesetzt werden. In: Ganten, D., Ritz, E. (Hrsg.): Lehrbuch der Hypertonie, S. 795–806. Stuttgart, New York (Schattauer) 1985.
[11] Strasser, T.: Hypertension research to health care. In: WHO, ICP/CVO 022, 6, Kopenhagen 1979.
[12] Borgers, D.: Risikofaktorenmedizin in der ärztlichen Praxis. In: Argument SB, 102. S. 48–61. Berlin 1983.
[13] Laaser, U.: Thesen zur Kontrolle des erhöhten Blutdruckes. In: Abholz, H. H. et al. (Hrsg.): Risikofaktorenmedizin. Berlin, New York (de Gruyter) 1982.
[14] Stieber, J., Döring, A., Keil, U.: Häufigkeit, Bekanntheits- und Behandlungsgrad der Hypertonie in einer Großstadtbevölkerung. In: MMW **124**, 35 (1982) 747–752.
[15] Robertson, J., Hansson, L.: Is Hypertension treated adequately? Consensus report of the North Cape meeting. Vorgelegt beim 11. ISH-Kongreß Heidelberg (Manuskript) 1986.
[16] Holland, W. W.: Risk factors for high blood pressure. In: Abholz, H.-H. et al. (Hrsg.): Risikofaktorenmedizin, Berlin-New York (de Gruyter) 1982.
[17] Basler, H. D. et al.: Psychologische Gruppenverfahren bei Patienten mit essentieller Hypertonie. In: MMW **123** (1981) 221.
[18] Basler, H. D. et al.: Essentielle Hypertonie. In: MMW **127**, 21 (1985) 550–555.
[19] Malmon, A.: The Milwaukee Blood Pressure Program. GSF-Bericht MD 415, München 1980.
[20] Infratest Gesundheitsforschung: Methodenbericht zum Gesundheitssurvey (Berichterstatter: B. Güther), München (Manuskript) 1985.
[21] Keil, U., Remmers, A., Chambless, L. et al.: Epidemiologie des Bluthochdruckes. In: MMW **128**, 23 (1986) 424–429.
[22] Keil, U., Döring, A., Stieber, J.: Community Studies in the Federal Republic of Germany. In: Gross, F., Strasser, T. (Hrsg.): Mild Hypertension, New York (Raven Press) 1983.
[23] Keil, U., Allhoff, P., Laaser, U.: Epidemiologie der Hypertonie. In: Ganten, D., Ritz, E. (Hrsg.): Lehrbuch der Hypertonie. Stuttgart, New York 1985.

[24] Keil, U., Hense, H. W.: Ergebnisse der Münchner Blutdruckstudie und des Münchner Blutdruckprogramms. In: Allgemeinmedizin, **14** (1985) 7–11.

[25] Voigt, G., Börker, E., Faulhaber, H.-D., Schiebold, P.: Ergebnisse des Hypertonie-Rescreenings zum Hypertonie-Bekämpfungsprogramm auf Bevölkerungsebene bei Frauen zwischen 20 und 65 Jahren in Karl-Marx-Stadt. Z. klin. Med. **41** (1986) 2123–2125.

[26] Anlauf, M., Weber, F., Bock, K. D.: Milde Hypertonie, Risiko und Chance. In: MMW. 1986.

[27] Konsensus-Dokument des NBP. Richtlinien für die Behandlung der milden Hypertonie, 1986, erarbeitet von der 4. Konferenz zur Milden Hypertonie, veranstaltet von der WHO und der ISH in Königstein, 1986.

[28] Jennings, G., Nelson, L., Esler, M. et al.: Long term effects of exercise on blood pressure, haemodynamics and sympathetic activity in essential hypertension. Vorgestellt auf dem 11. IHS-Kongreß 1986 in Heidelberg, 1986.

[29] Siegrist, J. et al.: Pressor response and heart rate reaction to a mental stress test. Vorgestellt auf dem 11. ISH-Kongreß 1986 in Heidelberg.

Qualitätssicherung der Hypertonie-Langzeitbehandlung in der Praxis des niedergelassenen Arztes

H. Mangold

1 Die Ausgangssituation

„Die Ärzteschaft und die verantwortlichen Gesundheitsbehörden werden sich in zunehmendem Umfang der Tatsache bewußt, daß erhöhter Blutdruck eine der wichtigsten und häufigsten Erkrankungen ist, die die Menschheit bedroht. Es ist außerdem bekannt, daß der Hochdruck trotz seiner anfänglichen Symptomarmut leicht festgestellt und mit den gegenwärtig verfügbaren Medikamenten fast immer ausreichend beherrscht werden kann" [1].

Wieviele Hypertoniker hat der Hausarzt nun wirklich im Griff? Tatsächlich gestaltet sich die Therapie der Hypertonie unter den Alltagsbedingungen der Praxis häufig schwierig und ist für den bemühten Arzt unter Umständen eine Quelle herber Enttäuschung. Allein die Diagnose der Hypertonie ist problematisch, solange es noch nicht zur Selbstverständlichkeit gehört, bei jedem neuen Patienten, „ob Beinbruch oder Luftwegsinfekt", den Blutdruck zu messen [2].

Die Erfahrung zeigt auch, daß es oft versäumt wird, bekannten Hypertonikern bei erneutem Praxiskontakt den Blutdruck zu kontrollieren. Patient und Arzt sind infolge der Symptomarmut dieser Krankheit nur wenig motiviert, den bei anderen chronischen Leiden selbstverständlichen engen Kontakt zu halten, weil die liberale Struktur unserer medizinischen Versorgung keine Mechanismen kennt, die die Qualität der Behandlung kontrolliert.

Die Schwierigkeit der „richtigen" Therapie wird ebenfalls unterschätzt und führt bzw. verführt zur Anwendung einer umfangreichen Zahl von Medikamenten, deren Wirkungs- und Nebenwirkungsspektrum nicht mehr im ganzen Umfang überblickt werden kann.

Des weiteren müssen wir zur Kenntnis nehmen, daß bestimmte Alters- und Geschlechtsgruppen nicht in der Praxis in dem Maß erscheinen, wie es epidemiologisch zu erwarten wäre.

Nach Erkenntnis dieser Problematik war es sinnvoll und notwendig, ein einfaches und vor allem praxisgerechtes System der Qualitätssicherung bei der Erkennung und Behandlung der Hypertonie in der Praxis zu entwickeln.

2 Das Programm

Ein solches System wurde zunächst von Köhle für seine Praxis in Grafing bei München entwickelt. Er erfaßte seit Herbst 83 mittels EDV systematisch sämtliche Patienten mit manifester Hypertonie. Eine geringfügige Veränderung der Software ermöglichte die Kennzeichnung des guten bzw. des ausgebliebenen Behandlungserfolges. Patienten mit guter Einstellung nach den Kriterien der Blutdruckliga wurden mit RRG gekennzeichnet, solche mit schlechter Einstellung mit RRS. Patienten, bei denen die Diagnose zwar bekannt, der Blutdruck trotz Praxiskontakt aber nicht gemessen worden war, erhielten das Kennzeichen RRF.

Sobald der Patient Praxiskontakt hat, wird er im Praxisrechner aufgerufen, und es erscheinen seine Einstellungskriterien auf dem Bildschirm, so daß bereits die Arzthelferin in der Lage ist, den Patienten der Blutdruckkontrolle oder Therapieveränderung zuzuführen.

Patienten, die im abgelaufenen Quartal keinen Praxiskontakt hatten, werden ebenfalls erkannt und können zum Beispiel schriftlich aufgefordert werden, sich einer Blutdruckkontrolle zu unterziehen. Bei richtiger Formulierung des Textes ist dieses wirksame Mittel durchaus keine standeswidrige Werbung.

Diesem System, das den Namen „Qualimed" erhalten hat, haben sich bis zum Quartal IV/85 einundzwanzig weitere Praxen angeschlossen. Die durch Sortierung und Auszählung gewonnenen Rohdaten werden jeweils praxisindividuell erfaßt und in anonymisierter Form an Infratest-Gesundheitsforschung zur Aufbereitung weitergegeben. Im 2. Quartal 86 konnten die Ergebnisse von 5213 Patienten evaluiert werden.

3 Die Ergebnissse

Nach den bisherigen Erfahrungen vergehen zwei bis drei Quartale bis zur vollständigen Erfassung aller Hypertoniker, die etwas mehr als 20% des Klientels ausmachen. Nach Erreichung dieses Zieles wird eine Verbesserung der Einstellung (RRG) und eine Verminderung der nicht gemessenen Hypertoniker (RRF) angestrebt. Dieser Effekt beginnt etwa im vierten bis fünften Studienquartal. Tabelle 1 zeigt die Ergebnisse einer Praxis über den Zeitraum von acht Quartalen.

Die zu Beginn der Studie erhobenen Zahlen, die in den anderen Praxen in vergleichbarer Größenordnung lagen, bestätigt die Vermutung, daß nur ein geringerer Teil der Patienten mit Bluthochdruck gut eingestellt ist (40%) und daß ein erheblicher Anteil (30%) im laufenden Zeitraum gar nicht kontrolliert wird. Mit dem Bewußtwerden dieser Tatsache trat auch bereits der erste Interventionseffekt ein. Bereits im nächsten Quartal sank die Zahl der nicht

Tabelle 1 Veränderung der Einstellung der Patienten

	IV/83	I/84	II/84	III/84	IV/84	I/85	II/85	III/85
RRG	120 40%	188 65%	164 60%	219 75%	201 63%	177 56%	197 68%	198 70%
RRS	82 30%	71 25%	58 20%	45 15%	65 20%	56 18%	68 23%	63 22%
RRF	80 30%	33 10%	63 20%	37 10%	56 17%	84 26%	26 9%	23 8%
Gesamt	282 100%	292 100%	285 100%	301 100%	324 100%	317 100%	291 100%	284 100%
Anteil Hypertoniker	20,8%	21,0%	22,4%	25,7%	26,8%	27,0%	29,0%	28,4%

RRG: Patienten mit guter Einstellung
RRS: Patienten mit schlechter Einstellung
RRF: Nicht gemessene Hypertoniker

kontrollierten Patienten um 20%. Der Anstieg der gut eingestellten Patienten um 15% beruhte zum Teil auf einer kritischeren Therapie, andererseits waren in der nicht kontrollierten Gruppe eine größere Anzahl von gut eingestellten Patienten, die zu dieser Verschiebung der Werte beitrugen.

Nach einem zweijährigen Beobachtungszeitraum hatte sich die Zahl der gut eingestellten Hypertoniker auf 70% erhöht, und nur noch 8% wurden nicht gemessen.

Der Anteil der Patienten mit mangelhafter Einstellung sank sehr schnell auf einen Wert von ca. 20% und blieb auch im weiteren Verlauf relativ konstant. Zum gleichen Ergebnis kam die Auswertung von 5213 Patienten im Quartal II/86 (Tab. 2).

Tabelle 2 Einstellung der Patienten

	abs	%
Basis	5213	
RRG	2971	57
RRS	1061	20
RRF	1181	23

Es ist derzeit noch nicht geklärt, warum derart viele Hypertoniker sich nicht befriedigend behandeln lassen. Sicher spielen Probleme der Compliance eine Rolle. Andererseits läßt sich vermuten, daß die derzeit in der Praxis verwendeten

Medikamente doch nicht ausreichend wirksam sind. So läßt sich auch erklären, warum die Zahl der pro Praxis angewendeten Handelspräparate zwischen 42 und 65 (im Mittel ca. 55) schwankt (Tab. 3):

Tabelle 3 Anzahl der pro Praxis angewendeten Präparate

Praxis	Patienten	Hypertoniker	Präparate
1	1700	16,8%	60
2	730	18,5%	60
3	612	20,7%	55
4	1000	20,0%	60
5	1715	13,4%	55
6	1320	21,4%	45
7	2070	20,2%	65
8	2100	20,0%	57
9	657	11,7%	42
10	1000	23,4%	50

Es ist das Ziel, die Therapie zu vereinfachen und für den Arzt übersichtlicher zu machen. Wahrscheinlich läßt sich dadurch auch eine weitere Verbesserung des therapeutischen Effektes erreichen und die Zahl der verordneten Medikamente insbesondere durch verstärkten Einsatz geeigneter Kombinationspräparate drastisch vermindern.

Bei den Ergebnissen früherer epidemiologischer Untersuchungen stieß man immer wieder auf die Tatsache, daß vor allem jüngere hypertone Männer in nicht ausreichender Zahl erfaßt und damit einer Behandlung zugeführt werden können. Eine über drei Jahre durchgeführte Erfassung der Patienten, aufgeschlüsselt nach Alter und Geschlecht, brachte aber unerwartet ein anderes Ergebnis (Tab. 4).

Tabelle 4 Erfassung der Hypertoniker nach Alter und Geschlecht

Alter	Gesamt	in %	männlich	weiblich
0–29	1111	37.44	531	580
30–49	884	29.78	410	474
50–69	618	20.82	256	362
70–99	355	11.96	135	220
Gesamt	2968	100.00	1332	1636
	= 100%		= 44.88%	= 55.12%

So ist zwar der Anteil der Männer am Gesamtklientel erwartungsgemäß geringer, aber gerade in den Altersgruppen 0–29 und 30–49 Jahren sind die Männer proportional gleich häufige Praxisbesucher wie die Frauen. Es bedarf also keines aufwendigen und kostenintensiven Blutdruck-Screenings für den jüngeren männlichen Bevölkerungsteil außerhalb der Praxis, sofern das Screening in der Praxis selbst konsequent und permanent durchgeführt wird.

4 Ausblick

Im Rahmen unserer Studie zur Patientenführung von Hochdruckkranken wollen wir eine Orientierungshilfe für die ambulante Behandlung der Hypertonie erarbeiten, die zu einer Verbesserung unserer Behandlungsergebnisse führt und über Kontrollmechanismen zu einer Qualitätssicherung beiträgt, wie sie im Interesse aller verantwortlich am Gesundheitswesen Beteiligten liegt.

Die ersten Erfahrungen mit diesem ohne Problematik in allen Praxen funktionierendem System sind vielversprechend. Sie haben praxisepidemiologische Daten verfügbar gemacht sowie Hinweise zur Verbesserung der Praxisorganisation geliefert. Der Arbeitsaufwand ist äußerst gering, sofern eine EDV-Anlage eingesetzt werden kann. Eine finanzielle Mehrbelastung fehlt. Es werden inzwischen auch andere cardiovaskuläre Risikofaktoren erfaßt, die oft mit der Hypertonie gekoppelt sind wie Diabetes, Fettstoffwechselstörungen und coronare Herzkrankheit. Damit ist ein sehr mächtiges Programm geschaffen worden, das in der Lage ist, unsere Tätigkeit in der Praxis in bisher wohl kaum erreichter Weise effizient zu machen. Es ist zu hoffen, daß sich zukünftig noch weitere Kollegen dem Patientenführungsmodell „Qualimed" anschließen werden.

Literatur

[1] Rosenthal, J.: Arterielle Hypertonie, Springer Verlag., 1986.
[2] Kornhuber, H. H., in: Rosenthal, J. (Hrsg.): Arterielle Hypertonie, 1986.
[3] Köhle, M.: Praxis EDV, ein neuer Weg zur Qualitätssicherung. Münch. med. Wschr. **126** Nr. 41 (1984).

Sachregister

MIX
Papier | Fördert gute Waldnutzung
FSC® C083411

Zeitfracht Medien GmbH
Ferdinand-Jühlke-Straße 7
99095 Erfurt, Deutschland
produktsicherheit@kolibri360.de